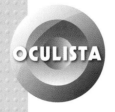 編集企画にあたって…

JN115587

　最近の疫学調査による，　　　　　％以上が何らかのアレルギー性結膜疾患に罹患している．1990 年代の罹患率に比較して上昇している理由には，環境因子の関与がある(三村先生の稿)．アレルギー性結膜疾患のうち最も多いのは花粉性結膜炎である．原因抗原としては，スギ・ヒノキ・オオアワガエリ・ヨモギ等が多いが，シラカンバ・ハンノキ等も口腔-花粉アレルギーの面から重要である(南場先生の稿)．最先端のスマートフォンアプリケーションを用いたビッグデータの解析は，花粉症診療の質の向上に寄与する(猪俣先生の稿)．アトピー性皮膚炎に合併するアトピー眼症には，白内障・網膜剝離・円錐角膜等があるが，本稿では最近注目されている緑内障(松田先生の稿)について取り上げた．また，アトピー患者の角膜移植(笠松先生の稿)や免疫抑制薬点眼液を使用中の角膜感染症(原先生の稿)も臨床上重要である．日本アレルギー学会の新専門医制度では，トータルアラージスト(total allergist)が推奨されている．内科，小児科，皮膚科，耳鼻咽喉科，眼科の医師であろうと，他科領域のアレルギー疾患にも精通することが期待されている．デュピルマブは IL-4α 受容体に対する抗体製剤で，アトピー性皮膚炎患者に使用したときに，20％以上の患者に軽～中等度の新たな結膜炎が発症する(福田先生の稿)．また抗IgE 抗体のオマリズマブや舌下免疫療法は重症花粉症の鼻症状だけでなく眼症状も著明に抑制する(後藤先生の稿)．ゆえに眼科医であっても，一部の抗体製剤や舌下免疫療法には精通しておく必要がある．眼科の特徴は，血液ではなく涙液中のバイオマーカーを用い診断や重症度を判断できることである．ペリオスチンは他のアレルギー疾患においても重要なバイオマーカーのひとつであるが，涙液中の測定も期待される(岡田先生の稿)．本特集をすべて読めば眼アレルギーをめぐる最新の情報を得ることができる．明日からの先生方の臨床・研究にお役に立てば幸いである．

2022 年 10 月

海老原伸行

KEY WORDS INDEX

WRITERS FILE

猪俣　武範
（いのまた　たけのり）

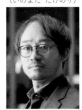

2006年	順天堂大学卒業
2008年	東京大学医学部附属東大病院，初期臨床研修修了
2012年	順天堂大学大学院眼科学，博士課程修了
	同大学眼科学教室，助教
2012～15年	米国ハーバード大学Schepens Eye Research Institute, Massachusetts Eye & Ear Infirmary, Department of Ophthalmology，博士研究員
2015年	米国ボストン大学経営学部Questrom School of Business卒業
2016年	同大学医学部附属順天堂医院病院機能管理室兼務
	同大学戦略的手術室改善マネジメント講座，助教（併任）一般社団法人IoMT学会，代表理事
2019年	同大学大学院病院管理学，助教（併任）
	同大学眼科学教室，准教授
2020年	同大学大学院デジタル医療講座，准教授（併任）
2021年	同大学院AIインキュベーションファーム，副センター長（併任）

笠松　広嗣
（かさまつ　ひろつぐ）

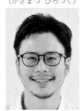

2015年	信州大学卒業
2017年	同大学眼科入局
2018年	長野赤十字病院眼科
2021年	東京歯科大学市川総合病院眼科
2022年	同，助教

原　祐子
（はら　ゆうこ）

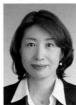

1995年	愛媛大学卒業
	同大学眼科学教室入局
1999年	愛媛労災病院眼科
2002年	愛媛大学眼科，助手
2009年	同，講師
	同大学屈折矯正センター，センター長
2017年	同大学地域眼科学，准教授

海老原伸行
（えびはら　のぶゆき）

1989年	順天堂大学卒業，臨床研修医
1993年	同大学眼科，助手
1995年	同大学免疫学教室，研究員
1997年	同大学アトピー疾患研究センター眼科部門，研究員
2004年	同大学医学部大学院医学研究科，講師（眼科学）
2006年	同大学眼科，助教授
2012年	同大学医学部附属浦安病院眼科，教授

後藤　穣
（ごとう　みのる）

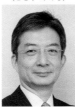

1991年	日本医科大学卒業
1993年	静岡済生会総合病院耳鼻咽喉科派遣
1994年	日本医科大学附属病院耳鼻咽喉科，助手
2004年	同大学耳鼻咽喉科学，講師
2011年	同，准教授

福田　憲
（ふくだ　けん）

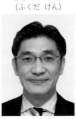

1996年	産業医科大学卒業
	山口大学眼科入局
2001年	同大学大学院修了
	同大学眼病態学（寄附講座），助手
2005年	同大学眼科，講師
2007年	米国エモリー大学留学
2010年	高知大学眼科学講座，准教授

岡田　直子
（おかだ　なおこ）

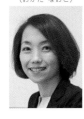

1999年	星薬科大学薬学部卒業
	東京歯科大学市川総合病院眼科研究室，研究助手
2011年	慶應義塾大学眼科学講座，博士課程修了（医学博士）
2012年	国立成育医療研究センター研究所免疫アレルギー・感染研究部，研究員
2018年	日本薬科大学薬学部生命医療薬学分野，助教
2021年	同，講師

南場　研一
（なんば　けんいち）

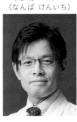

1992年	北海道大学卒業
1999年	同大学大学院医学研究科博士課程修了
1998～2001年	米国スケペンス眼研究所留学
2001年	北海道大学医学研究科，助手（現，助教）
2010年	同大学病院，講師
2011年	同，診療准教授
2022年	同，診療教授

松田　彰
（まつだ　あきら）

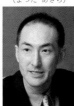

1991年	北海道大学卒業
	同大学眼科学講座入局
1998年	日本学術振興会，特別研究員
1999年	北海道大学眼科学講座，助手
2002年	英国ウェールズ大学，ウェルカムトラスト研究員
2003年	理化学研究所・遺伝子多型研究センター，研究員
2005年	京都府立医科大学眼科学講座，助教
2009年	順天堂大学眼科学講座，准教授

三村　達哉
（みむら　たつや）

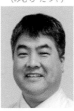

1997年	山梨医科大学卒業
	東京大学眼科入局
2004年	ハーバード大学スケペンス眼研究所留学
2006年	イリノイ大学シカゴ校眼科留学
2007年	東京大学眼科，助教
2012年	東京女子医科大学東医療センター眼科，講師
2016年	同，准教授
2017年	帝京大学医学部附属病院眼科，准教授

眼科アレルギー疾患アップデート

編集企画／順天堂大学医学部附属浦安病院教授　海老原伸行

Monthly Book

OCULISTA

編集主幹／村上 晶　高橋 浩　堀 裕一

No.116 / 2022. 11 ◆目次

CONTENTS

「OCULISTA」とはイタリア語で眼科医を意味します。

ファーストステップ!
子どもの視機能をみる
スクリーニングと外来診療

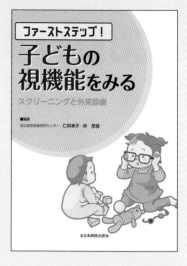

■編集　国立成育医療研究センター　仁科幸子・林　思音

2022 年 10 月発行　B5 判　318 頁
定価 7,480 円（本体価格 6,800 円＋税）

視機能の異常を早期に発見し、適切に対応するためのファーストステップを、経験豊富な先生方のコラムでの経験談を交えながら、豊富な図表でわかりやすく解説しています！眼科医、視能訓練士、小児科医、また、小児の視覚スクリーニングにかかわる看護師、教育関係者など、子どもにかかわるすべての方にご一読いただきたい 1 冊です。

主な目次

全日本病院出版会
〒113-0033 東京都文京区本郷 3-16-4
www.zenniti.com
Tel:03-5689-5989
Fax:03-5689-8030

MB OCULI. No. 116：1－10, 2022

特集／眼科アレルギー疾患アップデート

アレルギー性結膜疾患の疫学と環境因子

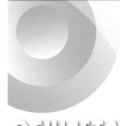

OCULISTA

三村達哉*

Key Words： アレルギー性結膜炎(allergic conjunctivitis)，疫学(epidemiology)，環境因子(environmental factors)，黄砂(asian dusts)，particulate matter 2.5：PM2.5

Abstract： 近年，アレルギー性結膜疾患(allergic conjunctival diseases：ACD)の患者は増加し，2017年の調査によると有病率は48.7%である．また，ACDの原因として，花粉やハウスダスト以外に，さまざまな環境因子が関与することがわかってきた．大気中粒子には，土壌粒子，黄砂等の越境粒子，自動車からの排気ガス，工場煤煙，揮発性有機化合物(volatile organic compounds：VOC)，シックハウス，受動喫煙等が含まれる．環境因子が眼炎症を引き起こす機序として，①大気中化学物質の花粉破裂作用によるアレルゲンの飛散増加，②粒子による物理的な結膜刺激作用，③粒子中の微生物，硫酸塩，硝酸塩，金属類によるアレルギー・炎症の誘導等が挙げられる．対策としては，環境因子から保護眼鏡により眼を防御し，眼が曝露された場合には，洗眼と点眼薬による治療が有効である．

はじめに

　アレルギー性結膜疾患(allergic conjunctival diseases：ACD)は，Ⅰ型アレルギーが関与する結膜の炎症性疾患で，何らかの自他覚症状を伴うもの，と定義される[1)2)]．Ⅰ型アレルギー反応が関与している結膜炎であれば，アレルギーを引き起こす原因物質が何であれ，ACDと診断される．2017年に日本眼科アレルギー研究会主導によるACDの有病率調査では，1990年代の有病率[3)4)]と比較して大幅に増えたことが報告された[1)5)~8)]．また，ACDの原因としては花粉や，ハウスダスト以外に，大気中に浮遊するさまざまな粒子が眼の炎症やアレルギー反応を引き起こすことが，近年わかってきた(図1)．本稿では，ACDの有病率と，近年明らかにされつつあるACDにかかわる環境因子に焦点をあてて，解説をする．

* Tatsuya MIMURA，〒173-8605　東京都板橋区加賀2-11-1　帝京大学医学部眼科学講座，准教授

ACDの有病率

　これまでに本邦において医師主導で行われた，日本全国のACDの罹患率に関する疫学調査として，報告されているのは次のとおりである[1)]．①日本眼科医会アレルギー眼疾患調査研究班による疫学調査(1993~95年)[3)]，②厚生省アレルギー総合事業疫学調査班によるフィールド調査(1993年)[4)]，③日本眼科アレルギー研究会有病率調査(2017年)[5)]．

　小児のACDに限定すると，日本小児アレルギー学会が主導した西日本地方の小学校児童を対象としたACDの有病率調査が有用な情報となる．本調査では西日本地方11県の同一小学校児童を対象に1992年(n＝46,718)，2002年(n＝36,228)，2012年(n＝33,902)にアレルギー疾患有病率の調査が行われ，そのなかでACDの変遷について詳細に報告がされている[9)]．調査結果によると，ACDの有病率は1992年6.7%，2002年9.8%，

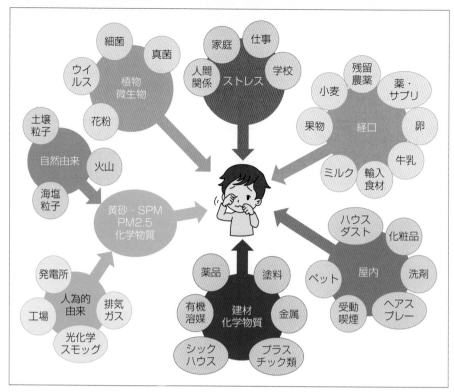

図 1. アレルギーの原因となる因子

黄砂，SPM，PM2.5 等は自然由来の粒子と，大気汚染物質になりうる人為的由来の
粒子が大部分を占める．屋内においても PM2.5 は発生し，受動喫煙，ヘアスプレー
の粒子，建材に含まれる粒子等，あらゆるものが PM2.5 に含まれる．

（文献 17 より許可を得て一部改変のうえ転載）

2012 年 11.4％と増加をしている[9]．また全年齢を
対象とすると 1993 年の厚生省調査ではアレル
ギー性結膜疾患の有病率は 15～20％と推定され
ている[4]．日本眼科アレルギー学会の前身となる
日本眼科アレルギー研究会による 2017 年の疫学
調査によると，ACD の有病率は 48.7％と報告さ
れており[1)5)7]，ACD の有病率は大幅に増加してい
ることがわかる．日本小児アレルギー学会調査に
よる小児の ACD の有病率の変遷と比較すると，
日本眼科アレルギー学会より報告された全年齢調
査の有病率は高い．この理由としては，小児の有
病率調査が対面式の紙ベースで行われたものに対
し，2017 年の全年齢調査はインターネット上にお
ける医師とその家族を対象とした無記名調査で，
医療従事者の場合には疾病に対して敏感であり，
自己の症状から判定する自己申告という形態で
あったことも関係している．

　ACD の病型ごとの割合としては，2017 年に行
われた岡本らの調査と日本眼科アレルギー研究会
調査の 2 つの報告で，詳細に記されている[5)~7]．
岡本らの調査によると，国内各地域の眼科医療機
関 10 施設を受診した総受診患者数 18,467 例のう
ち ACD の患者は 4.3％であり，ACD の病型別の
割合は，季節性アレルギー性結膜炎(seasonal
allergic conjunctivitis：SAC)56.6％，通年性アレ
ルギー性結膜炎(perennial allergic conjunctivi-
tis：PAC)37.0％，アトピー性角結膜炎(atopic
keratoconjunctivitis：AKC)で増殖性変化を認め
るものは 0.5％，増殖性変化なしは 2.6％，春季カ
タル(vernal keratoconjunctivitis：VKC)1.6％，
巨大乳頭結膜炎(giant papillary conjunctivitis：
GPC)1.7％とされる[6]．また，採血が可能であっ
た患者における原因抗原の調査では，血清中抗原
特異的 IgE 陽性率は，スギ 59.7％，ヒノキ
34.2％，カモガヤ 28.2％，ダニ 36.6％，ハウスダ
スト 37.3％の順に高かった[6)7]．一方，2017 年日

本眼科アレルギー研究会主導の調査による有病率調査によると，ACDの全年齢における有病率は48.7％で，スギ・ヒノキによるSACが37.4％，スギ・ヒノキ以外の抗原によるSACが8.0％，PACが14.0％，AKCが5.3％，VKCが1.2％，GPCが0.6％であった[1][2][5][8]。

1993年の厚生省調査によるACD有病率と比較して，この30年ほどで，ACDの有病率は，急激に増加しているといえる。この理由としては，1960年代に大量に植林されたスギが，近年開花適齢期を迎えたことと，地球温暖化によるスギ花粉の飛散量が増加しているからであろうと推測されている。では，花粉症罹患率が増えているのは，花粉抗原が年々増えているからだけなのであろうか？　必ずしもそうとは限らない。おそらくは花粉以外の環境の変化，自動車や工場群から排出される大気汚染物質に代表される大気中の粒子や揮発性有機ガス等が，スギ花粉を汚染することもあるだろうし，我々の体内の免疫反応に変化を及ぼしている可能性も考えられる。通常，花粉粒子は浮遊している状態で破裂して抗原を放出（ハッチアウト）する割合は2割程だが，黄砂やPM2.5の大気中粒子と一緒に浮遊すると，多くの花粉が破裂し花粉抗原を放出するといわれている[10][11]。花粉症はアレルギー反応の代表であるが，1985年頃までは，スギ花粉を吸入しても，アレルギー症状は引き起こされないものと考えられていた。アレルギーは現代では，やっかいな生体反応として考えられているが，元々は人体にとって良い作用として認識されていた。アレルギー反応によって，流涙，くしゃみ，鼻水が出るのは，体内の異物を涙，呼気，鼻水と一緒に体外に出そうとしているからである。すなわち，従来，体にとって良かったはずのアレルギー反応が，現代になって，我々を防御する免疫メカニズムに変化が生じ，本来無害であるはずのアレルゲンに対して，体が過敏に反応するようになったものと考えられる[12]。

環境因子総論

大気中にはさまざまな粒子が浮遊している。春の花粉症の時期は，黄砂やparticulate matter 2.5（PM2.5）等の大気中粒子が大気中に浮遊し，呼吸器症状や花粉症の症状を悪化させることが知られている。大気中の環境因子にはさまざまな粒子ならびに揮発性ガスがある（図2）。本邦における大気中粒子としては，土壌粒子，火山灰，海洋からのミネラル粒子，自動車からの排ガス，工場からの煤煙等が挙げられる。これらの大気中粒子が光化学反応を受けることにより，窒素酸化物，硫黄酸化物，揮発性有機化合物（volatile organic compounds：VOC）が産生され，生体毒性を持つ光化学オキシダントの原因となる。屋内の空気中粒子としては，VOCによるシックハウス，塗料成分の有機溶媒，受動喫煙等が問題となっている[13]~[20]。これらの環境因子は呼吸器，皮膚，鼻粘膜，結膜等に曝露することにより，呼吸器症状，皮膚炎，鼻炎，結膜炎を増悪させる可能性がある。眼の炎症やアレルギーに関与すると考えられる各環境因子について，次に解説をする。

黄　砂

黄砂は東アジア内陸部から上空に巻き上げられた砂塵が，偏西風にのって，春を中心に東アジア沿岸部に飛来し，地上に降り注ぐ気象現象である（図3）。黄砂がアレルギー症状を悪化させる機序として，黄砂の主成分の多形結晶構造の二酸化珪素が眼，肺・気管支，鼻の粘膜を損傷することや，黄砂に付着した細菌・微生物やPM2.5に含まれる多環芳香族炭化水素（PAH）の有毒成分が生体内に障害を引き起こすことが挙げられる[21]。

小沢と内尾らのグループは，春季カタルの患者のなかに，黄砂飛来時期に症状が悪化する症例がいることを報告し，黄砂が春季カタルの増悪のトリガーとなる可能性について言及した[22]。黄砂現象は春の時期に多くみられ，花粉や微生物が黄砂と一緒に飛来する。これらの花粉や微生物は黄砂

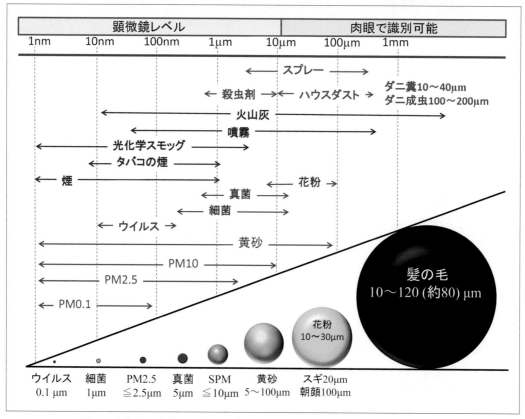

図 2. 大気中の各粒子の大きさ（上段グラフ，横軸は対数目盛で表示）と，
おおよその大きさ（下段，粒径μm）

（文献 17 より許可を得て転載）

とともにアレルギー増悪の機序に関与している．
黄砂飛来時にアレルギー性鼻結膜炎症状のある患
者において skin prick test（SPT）による誘発試験
を行うと，微生物や花粉を含む黄砂が最も反応が
強く，黄砂から微生物や花粉成分を取り除くと皮
膚反応は減少する[23]．黄砂にはグラム陽性菌，真
菌類，芽胞や色素を持つ酵母菌類が存在してお
り，これらの微生物がアレルギー症状を誘発して
いる可能性が考えられる[24]．生きた微生物に限ら
ず，黄砂に付着した微生物の死骸，花粉，化学物
質を始めとした大気物質もアジュバンドとしてア
レルギー増悪に関与している可能性がある．

また，PM2.5や黄砂等に含まれる化学物質が花
粉に接着すると，花粉の皮殻が損傷し，花粉がさ
らに水分を吸収することにより破裂し，内部の花
粉アレルゲンが空気中に飛散する[10)11)25]．すなわ
ち，大気中の汚染物質が増えると，間接的に花粉
アレルゲンが飛散するためにアレルギー患者が増

えるものと考えられる．また，黄砂飛来時期に来
院したアレルギー性結膜炎の患者から採取した涙
液中には黄砂成分が含まれていることが報告され
ている[26]．また，涙液中の黄砂成分の濃度が高い
群は低い群よりも症状スコアが有意に高いことを
証明されており，涙液中に含まれる黄砂成分が眼
アレルギーを悪化させている可能性が考えられ
る[27]．

PM2.5 と SPM

本邦では1972年以来，大気汚染物質の指標とし
て suspended particulate matter（SPM）が使われ
てきた．SPM は浮遊粒子状物質のことで，定義と
しては「粒子径10μm で100％の捕集効率を持つ
分粒装置を透過する大気中浮遊粒子状物質」とさ
れる．Particulate matter 2.5（PM2.5）は粒子径が
およそ2.5μm 以下の黒色微小粒子で，「粒子径
2.5μm で50％の捕集効率を持つ分粒装置を透過

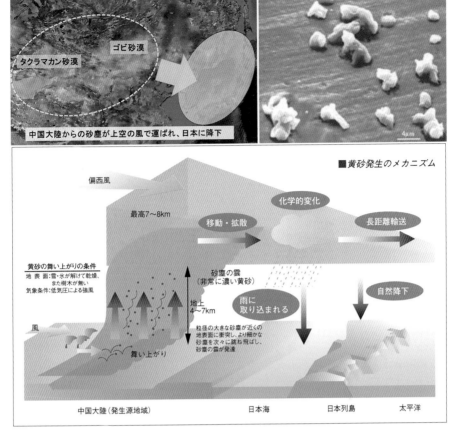

図 3．黄砂の発生機序

東アジア内陸部の砂漠地帯から舞い上がった砂塵は，偏西風により移動・
拡散し，中国の工業地帯等を通過する過程で化学的変化し，大気汚染物質
で修復を受けて，粒子の性質を変えながら，日本に自然降下する．
　a：タクラマカン砂漠とゴビ砂漠が黄砂の主な発生場所
　b：黄砂粒子の電子顕微鏡写真
　c：黄砂の輸送と発生機構（出典：環境省　黄砂パンフレットより引用）
　　　　　　　　　　　　　　　　　（文献 17 より許可を得て転載）

する微粒子」と定義される（表 1）．同様に，PM10
は「粒子径 10 μm で 50％の捕集効率を持つ分粒装
置を透過する微粒子」と定義される．これらのい
ずれの大きさの粒子も大気中に増えると喘息の患
者が増加することは以前より知られている．粒子
の大きさで分けると，黄砂や SPM 等の大きな粒
子は気道上部や気管支で捕捉され，さらには
PM2.5 等の微小粒子は肺胞に到達することによ
り，呼吸器症状を悪化させるのだという[28]．

　眼科領域においても，黄砂同様に，PM2.5 がア
レルギー性結膜炎患者の変動に関係している．ア
レルギー性結膜炎と大気中浮遊粒子との関連を示
唆する研究では，大気中 PM2.5/SPM の浮遊濃度

に従い，アレルギー性結膜炎の外来患者数が変動
すると報告されている（図 4）[29]．

ディーゼル排気微粒子

　ディーゼル排気微粒子（diesel exhaust parti-
cles：DEP）は，ディーゼルエンジンの排気ガスに
含まれる微粒子成分で，粒径 10 μm 以下の粒子が
多く，浮遊粒子状物質（SPM）の主要な構成成分で
ある．発がん性や呼吸器疾患の誘発が指摘されて
いる．Fujishima らは，DEP が培養結膜細胞から
ICAM1 や IL-6 といった炎症性モレキュールの発
現を上昇させることを報告しており，DEP がアレ
ルギー性結膜炎を増悪させている可能性が考えら

表 1. 代表的な粒子の比較

	①PM2.5	②スギ	③黄砂	④SiO2	⑤火山灰
	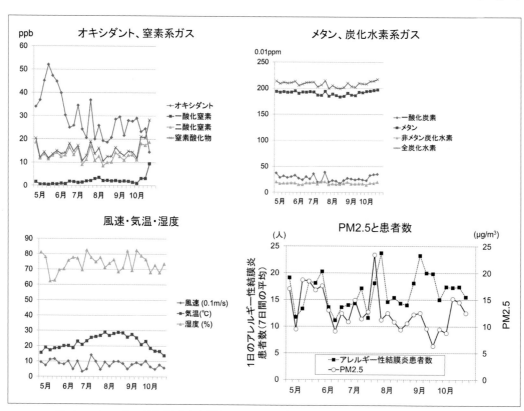				
サイズ (直径)	＜2.5 μm	30 μm	＜100 μm	＜100 μm	＜2 mm
形状	砂粒状	球状	砂粒状	石英・ガラス形状	火山硝子 鉱物結晶
表面	細かいザラザラ	イボイボ	トゲトゲ	鋭利なガラス状	ギザギザ
顕微鏡写真					

①PM2.5：北京の大気中物質をエアサンプラーにより 2.5 μm 採取フィルターに吸着させて捕集・精製した粒子
②スギ花粉
③黄砂：中国瀋陽より採取した黄砂
④二酸化珪素（研究用に精製した粒子）
⑤火山灰：桜島の火山灰粒子

（文献 17 より許可を得て転載）

図 4. アレルギー性結膜炎患者数（7 日間の平均）と大気中 PM2.5 の浮遊濃度（μg/m³, 7 日間の平均）の変動

（文献 17 より許可を得て転載）

れる[30]．PM2.5の起源は主に2つある．1つは，燃焼等により直接排出された粒子で，もう1つは，揮発性ガスのVOCが大気中の化学反応により粒子化して生じた粒子である．自動車からの排気ガスには，酸化炭素(CO)，炭化水素(HC)，窒素酸化物(NOx)が含まれ，これらが化学反応により修飾されてPM2.5の一部となる．我々の解析でも，大気中のPM2.5の濃度は二酸化窒素，一酸化窒素，一酸化炭素，メタン，非メタン炭化水素，全炭化水素と相関しながら変動している．これらの結果はPM2.5とDEPの関係を強く示唆する結果である[29]．

光化学オキシダント

光化学オキシダントは，自動車や工場から排出される窒素化合物，炭化水素，VOC等が紫外線による光化学反応により生成された酸化性物質の総称である．光化学スモッグは4～10月の日差しが強く，高温度で低風速の時期に発生しやすい．アレルギー性結膜炎の罹患率と大気中粒子の濃度との関係を調べた研究によると，光化学オキシダントに含まれるオキシダント，二酸化窒素，窒素酸化物，一酸化炭素，メタン，全炭化水素が，5～7月の時期に，アレルギー性結膜炎の罹患率と相関している．光化学スモッグの要因となる酸化性物質は粘膜を傷害するため，大気中の酸化性物質濃度が高くなる程，外気に曝される結膜が影響をうけると考えられる[29]．

大気中粒子によるACDに対する洗眼の効果

これまでに述べてきたように，大気中にはPM2.5，黄砂，大気汚染物質，花粉，砂埃，ハウスダスト，受動喫煙，塗料，溶剤，シックハウス等，さまざまな抗原が浮遊しており，眼表面は空気に接していることから，容易に眼内に入ってくる．大気中粒子を防御するためには，保護用メガネが最も有用と考えられる．また，眼瞼にはアイシャドウをはじめとした化粧品も眼瞼結膜に入る．これらの抗原を取り除くためには，洗眼が必要となる．近年の市販洗眼薬は防腐剤フリーのものや，角膜保護成分のヒアルロン酸やビタミンを含んだものも登場しており，従来の洗眼薬と比較してより安全なものに改良されている．洗眼方法の注意点としては，洗眼前に眼の周りの汚れをしっかり除去することである．眼瞼皮膚に花粉，粉塵，大気汚染物質等が付着したままで洗眼を行うと，洗眼により眼内に異物が入る可能性があるからである．またアイシャドウ，睫毛エクステに付着したゴミ，つけまつげ用の接着剤等も，洗眼により眼内に入る可能性があるため，眼瞼周囲のアイメイク素材はしっかりと落としてから洗眼をする必要がある．

黄砂の飛来時期に来院した患者の眼瞼を観察すると，眼瞼皮膚には砂粒状の茶色～黒色の粒子が付着し，綿棒等で擦過すると，容易に採取が可能である(図5-a)．また，結膜表面を観察すると，結膜上皮びらんがみられ，これはおそらく黄砂等の粒子による物理的な上皮障害であると考えられる(図5-b)．春の花粉症の時期に来院した患者の涙液調査によると，黄砂の成分である珪素が多く含まれており，粒子全体のおよそ7割が黄砂成分であると予想される(図5-c, d)．この結果から考えられることは，黄砂粒子は眼内に入ると，物理的な刺激で結膜や角膜の上皮びらんを引き起こすため，眼表面のバリア機能を障害することにより，眼表面の炎症を惹起しているものと思われる[31]．アレルギー性結膜炎に対する洗眼薬の効果を調査した臨床研究では，洗眼によりアレルギー症状が緩和されることが報告されている[32][33]．眼炎症ならびにアレルギー症状を増悪させないためにも，大気中粒子が眼内に入った場合には速やかに洗眼をするのが効果的と考えられる．

さいごに

ACDの罹患率はこの30年間で増加している．スギ花粉症の患者が増えていることが一番の要因であろうと考えるが，大気中に浮遊するさまざまな抗原が結膜の炎症を増悪させている可能性もあ

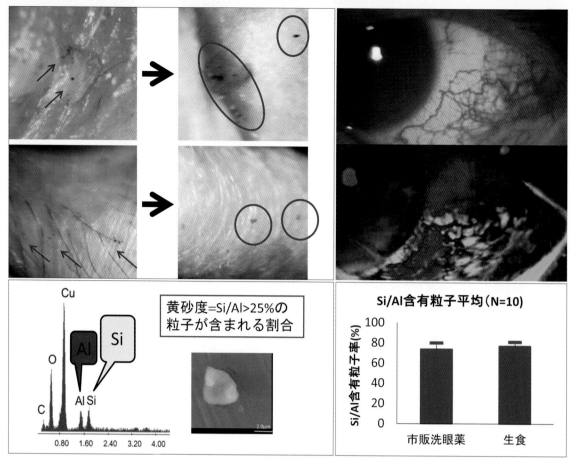

図 5. 眼瞼皮膚および涙液より採取した黄砂

a：黄砂の飛来時に来院した患者の眼瞼皮膚に付着していた黄砂粒子．綿棒で採取可能である．

b：黄砂成分により生じた結膜上皮びらん

c：洗眼により採取した涙液中の黄砂成分の解析．珪素（Si）は黄砂の主要な成分であり，アルミニウム（Al）に対する Si の割合が高い程，黄砂に近い．Si/Al 原子数比が 25％以上を含有する粒子数が全不溶性粒子数に占める割合を黄砂度と定義した．

d：黄砂飛来時に来院した患者の眼球を市販の洗眼液（防腐剤フリー）あるいは生理食塩水で洗眼し，粒子成分を採取した（各 10 人）．両方の洗眼液とも，採取した粒子の黄砂度は約 75％であった．

（文献 17 より許可を得て転載）

a	b
c	d

る．これらの複合的因子による眼炎症を抑えるためには，保護メガネで防御をするか，洗眼をすることが推奨される．また，大気汚染物質は結膜上皮のバリアを傷害し，ドライアイ症状やアレルギー性結膜炎を増悪させる因子にもなっている．環境因子が，ドライアイや眼炎症を惹起するメカニズムについては，今後の研究が待たれるところである．

　利益相反（conflict of interest）に関する開示：著者は本論文の研究内容について他者との利害関係を有しません．

文　献

1）日本眼科アレルギー学会診療ガイドライン作成委員会：アレルギー性結膜疾患診療ガイドライン（第 3 版）．日眼会誌，**125**（8）：741-785，2021.
　Summary　日本眼科学会で作成した標準的なアレルギー性結膜疾患の診療ガイドラインであり，必読の文献．

2）Miyazaki D, Takamura E, Uchio E, et al：Japanese guidelines for allergic conjunctival diseases 2020. Allergol Int, **69**（3）：346-355, 2020. doi：10.1016/j.alit.2020.03.005. Epub 2020 Apr 25. PMID：33211650.

3）日本眼科医会アレルギー眼疾患調査研究：アレルギー性結膜疾患の診断と治療のガイドライン．日

本眼科医会アレルギー眼疾患調査研究班業績集（大野重昭（編）），日本眼科医会，pp. 9-11，1995.

4）日本眼科医会アレルギー眼疾患調査研究班：アレルギー性結膜疾患の疫学．日本眼科医会アレルギー眼疾患調査研究班業績集（大野重昭（編）），日本眼科医会，pp. 12-20，1995.

5）Miyazaki D, Fukagawa K, Okamoto S, et al：Epidemiological aspects of allergic conjunctivitis. Allergol Int, **69**(4)：487-495, 2020. doi：10.1016/j.alit.2020.06.004. Epub 2020 Jul 9. PMID：32654975.
Summary 日本眼科アレルギー研究会主導で行われたアレルギー性結膜疾患の疫学的調査の最新版.

6）岡本茂樹，藤島　浩，福島敦樹ほか．アレルギー性結膜疾患実態調査グループ：2017年度日本眼科アレルギー学会アレルギー性結膜疾患実態調査．日眼会誌，**126**(7)：625-635，2022.

7）海老原伸行：日本眼科学会専門医制度生涯教育講座［総説90］アレルギー性結膜疾患の現状と治療の近未来．日眼会誌，**126**(4)：493-505，2022.
Summary 日本眼科専門医生涯教育講座として作成された総説であり，眼科専門医ならびに専門医を受験する眼科医の必読の文献.

8）Miyazaki D, Fukagawa K, Fukushima A, et al：Air pollution significantly associated with severe ocular allergic inflammatory diseases. Sci Rep, **9**(1)：18205, 2019. doi：10.1038/s41598-019-54841-4. PMID：31796815；PMCID：PMC6890742.

9）西間三馨，小田嶋博，太田國隆ほか：西日本小学児童におけるアレルギー疾患有症率調査─1992，2002，2012年の比較─．日小児アレルギー会誌，**27**(2)：149-169，2013.

10）王青躍，ゴン秀民，董詩洋ほか：花粉飛散時における環境汚染物質の影響とアレルゲン物質の放出挙動，エアロゾル研究，**29**(S1)：197-206，2014.

11）Wang Q, Morita J, Gong X, et al：Characterization of the physical form of allergenic Cry j 1 in the urban atmosphere and determination of Cry j 1 denaturation by air pollutants. Asian J Atmos Environ, **6**(1)：33-40, 2012.

12）三村達哉：「巻頭言」SDGs：環境への優しさが眼疾患を防ぐ．日眼会誌，**126**(7)：621-622，2022.

13）市瀬孝道：環境とアレルギー．大分看護科学研究，**2**(2)：50-52，2001.

14）高野裕久：環境汚染とアレルギー．京府医大誌，**119**：867-876，2010.

15）三村達哉：眼科領域におけるアレルギーと環境因子．アレルギー，**63**(7)：901-906，2014.

16）三村達哉：PM2.5及び黄砂の眼疾患との関連．アレルギーの臨床，**35**(7)：645-648，2015.

17）三村達哉：環境因子とアレルギー性結膜炎．日本の眼科，**88**(3)：13-25，2017.

18）三村達哉：洗眼とアレルゲン除去．アレルギーの臨床，**37**(6)：31-35，2017.

19）三村達哉：環境因子がアレルギー性眼疾患の生体に与える種々の影響．アレルギーの臨床，**40**(6)：343-346，2020.

20）三村達哉：大気中粒子と眼アレルギー疾患．臨床免疫・アレルギー科，**76**(2)：153-159，2021.

21）Ichinose T, Hiyoshi K, Yoshida S, et al：Asian sand dust aggravates allergic rhinitis in guinea pigs induced by Japanese cedar pollen. Inhal Toxicol, **21**(12)：985-993, 2009. doi：10.1080/08958370802672883. PMID：19552583.

22）小沢昌彦，市頭教克，内尾英一：春季カタルの増悪と黄砂の観測時期との関連．あたらしい眼科，**25**：1281-1284，2008.

23）Mimura T, Yamagami S, Fujishima H, et al：Sensitization to Asian dust and allergic rhinoconjunctivitis. Environ Res, **132**：220-225, 2014. doi：10.1016/j.envres.2014.04.014. Epub 2014 May 8. PMID：24815334.

24）Ichinose T, Yoshida S, Hiyoshi K, et al：The effects of microbial materials adhered to Asian sand dust on allergic lung inflammation. Arch Environ Contam Toxicol, **55**(3)：348-357, 2008. doi：10.1007/s00244-007-9128-8. Epub 2008 Jan 29. PMID：18227959.

25）Wang Q, Nakamura S, Gong S, et al：Release behaviour of cryptomeria Japonica pollen allergenic Cry J 1 and Cry J 2 in rainwater containing air pollutants. Int J Sustain Dev Plan, **9**：42-53, 2014.

26）Ko R, Hayashi M, Hayashi H, et al：Correlation between acute conjunctivitis and Asian dust on ocular surfaces. J Toxicol Environ Health A, **79**(8)：367-375, 2016. doi：10.1080/15287394.2016.1162248. Epub 2016 May 4. PMID：27142484.

27）髙　良太，有本　大，矢野博子：黄砂と眼アレルギーについて．アレルギーの臨床，**37**(6)：26-30，2017.

28）Ward DJ, Roberts KT, Jones N, et al：Effects of daily variation in outdoor particulates and ambient acid species in normal and asthmatic chil-

dren. Thorax, **57**(6)：489-502, 2002. doi：10.1136/
thorax.57.6.489. Erratum in：Thorax 2002 Aug；57
(8)：752. PMID：12037223；PMCID：PMC1746353.

29）Mimura T, Ichinose T, Yamagami S, et al：Air-
borne particulate matter(PM2.5)and the preva-
lence of allergic conjunctivitis in Japan. Sci Total
Environ, **487**：493-499, 2014. doi：10.1016/j.scitotenv.
2014.04.057. Epub 2014 May 4. PMID：24802272.

30）Fujishima H, Satake Y, Okada N, et al：Effects of
diesel exhaust particles on primary cultured
healthy human conjunctival epithelium. Ann
Allergy Asthma Immunol, **110**(1)：39-43, 2013.

doi：10.1016/j.anai.2012.10.017. Epub 2012 Nov
17. PMID：23244657.

31）三村達哉：眼科と皮膚科の境界領域に対するそれ
ぞれの見解　花粉性結膜炎：眼科の立場から．あ
たらしい眼科，**33**(3)：369-376，2016.

32）三村達哉，藤島　浩，内尾英一ほか：過酸化水素
水と MPS によるコンタクトレンズに付着した黄
砂成分に対する洗浄効果の比較．日コレ誌，**61**：
84-89，2019.

33）三村達哉，深川和己，内尾英一ほか：眼アレル
ギー症状におけるウェルウォッシュアイの有効
性．眼科，**62**(13)：1449-1461，2020.

MB OCULI. No. 116 : 11 – 16, 2022

特集／眼科アレルギー疾患アップデート

免疫抑制薬と角膜感染症

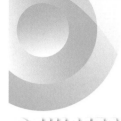
OCULISTA

原　祐子*

Key Words：春季カタル(vernal keratoconjunctivitis)，免疫抑制点眼薬(immunosuppressive eye drops)，シクロスポリン(cyclosporin)，タクロリムス(tacrolimus)，ヘルペス性角膜炎(herpes keratitis)，角膜感染症(corneal infection)

Abstract：免疫抑制点眼薬の登場により，アレルギー性結膜疾患のうち最重症型である春季カタルの治療は激変した．抗アレルギー点眼薬を軸に，免疫抑制点眼薬，抵抗する症例にステロイド点眼薬を使用することで，大部分の症例がコントロール可能となっている．免疫抑制点眼薬は，ステロイド点眼薬使用中に懸念される眼圧上昇はきたさないが，免疫を制御する作用機序のため，やはり感染症には注意が必要である．本稿では春季カタル治療における免疫抑制点眼薬の使用のコツとともに，注意すべき感染症について解説する．

免疫抑制点眼薬の作用機序

体内で過剰に起こる免疫応答を抑制する一連の薬剤を免疫抑制薬と総称される．眼科で現在用いられている免疫抑制点眼薬は，シクロスポリン点眼薬0.1%（パピロック®ミニ点眼液0.1%）とタクロリムス点眼薬（タリムス®点眼液0.1%）の2種類である．両者とも，T細胞を脱リン酸化させて活性状態にするカルシニューリンを阻害することにより，IL（インターロイキン）-2産生を抑制し，細胞性免疫を制御することから，免疫抑制薬のなかでもカルシニューリン阻害薬に分類される．

シクロスポリンは真菌の培養液中から分離されたポリペプチドで，1978年に腎移植，骨髄移植における拒絶反応抑制薬として承認され，その後さまざまな臓器移植後の拒絶反応抑制薬，ベーチェット病やアトピー性皮膚炎，重症筋無力症等の治療薬として用いられている．その後1986年にBenEzraらがオリーブ油に溶解した自家調整2%

シクロスポリン点眼薬が春季カタルに有効であることを報告し[1]，その後国内でも，自家調整点眼薬として使用され，その有効性が報告された[2]．2006年にパピロック®ミニ点眼液0.1%として市販され，アレルギー性結膜疾患のなかでも最重症型である春季カタルのみを適応疾患として使用されている[3]．

タクロリムスはつくば市の土壌から分離した放線菌が産生するマクロライド系化合物で，1993年に肝臓移植後拒絶反応として認可され，その後，他臓器の移植後拒絶反応抑制薬として，さらにアトピー性皮膚炎，重症筋無力症，関節リウマチ，ループス腎炎へも適応が拡大された．2008年にタリムス®点眼液0.1%として市販され，パピロック®ミニ点眼液と同様に春季カタルのみを適応疾患としている[4]．

免疫抑制点眼薬の概要

シクロスポリン，タクロリムスとも難溶性物質であるため，点眼薬の形状での作成が困難であったが，日本の製薬会社の技術により，この2種類

* Yuko HARA，〒791-0295　東温市志津川　愛媛大学医学部地域眼科学，准教授

表 1. 各点眼薬の概要

	パピロック® ミニ点眼液 0.1%	タリムス® 点眼液 0.1%
成　分	シクロスポリン	タクロリムス
外　観		
用法・用量	1日3回	1日2回
点眼液性状	水性点眼液	水性懸濁点眼液
pH	6.5〜7.5	4.3〜5.5
防腐剤	なし	ベンザルコニウム塩化物
浸透圧比	1.0〜1.1	0.9〜1.1

の免疫抑制点眼薬は世界に先駆けて日本で使用が開始された.

各点眼薬の概要を表1に示す. パピロック® ミニ点眼液0.1%はユニットドーズ製剤になっており, 1日3回点眼, 防腐剤を含有していないことが特徴である. 一方, タリムス® 点眼液0.1%は1日2回点眼で, マルチドーズ製剤のため防腐剤としてベンザルコニウム塩化物を含有している. 両者の治療効果を比較すると, タリムス® 点眼液のほうが免疫抑制効果は強いが, pHや浸透圧等の影響による点眼の差し心地に関してはパピロック® ミニ点眼液のほうが使いやすい側面も有する.

実際の治療方法とその効果

免疫抑制点眼薬の適応疾患である春季カタルは, アレルギー性結膜疾患のなかでも最重症型であり, 眼瞼結膜や輪部の増殖性病変だけでなく, 点状表層角膜症, 遷延性の角膜上皮障害, シールド潰瘍, 角膜プラーク等, 多彩な角膜病変を合併する. 掻痒感や異物感, 眼脂のみならず, 不可逆性の視力障害をきたすこともあるため, 適切な治療が必要である.

春季カタルの治療は, 過去には抗アレルギー点眼薬とステロイド点眼薬を中心に行われていた

が, 免疫抑制点眼薬の出現により, その治療方針は大きく変化した. アレルギー性結膜疾患診療ガイドライン第3版では, その使用方法について細かく記載されている[5](図1). まずは抗アレルギー点眼薬を軸として用い, 効果不十分な症例については, 免疫抑制点眼薬を追加する. この2剤でも改善が認められない重症例に対して初めてステロイド点眼薬を追加投与し, 症状に応じてステロイド内服薬やステロイド瞼結膜下注射, 結膜乳頭切除や角膜プラーク除去等の外科的治療を行うという流れを推奨している.

また, 2種類の免疫抑制点眼薬をどのように使い分けるかに関しては, 市販後全例調査結果を評価してきた「春季カタル治療薬研究会」が中心となり, 使用方法を提案している[6]. これは, タクロリムス点眼薬のほうがシクロスポリン点眼薬よりも薬理的効果が強いためである. そのためシクロスポリン点眼薬を選択する際には, ステロイド点眼薬を併用するほうが効果的であり, これをわかりやすくパターン治療として整理してある(図2).

また, 症状が改善した場合には, まずステロイド点眼薬を減量する. 低力価のものへ変更, あるいは点眼回数を漸減, 中止し, ステロイドフリーの状態を長く維持することが肝要である. ステロ

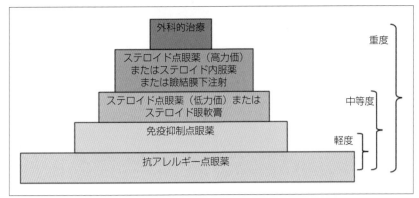

図 1. 春季カタルの重症度別の治療

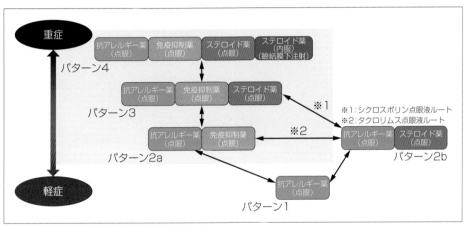

図 2. 春季カタルのパターン治療のためのプロトコール

イド点眼薬は，一定の割合で眼圧上昇という副作用を生じ[7]，特に春季カタルの好発年齢である小児において，眼圧上昇の頻度が高くなるためである．

寛解期間が長くなれば，免疫抑制点眼薬を中止し，増悪時に再度治療を強化することが多かったが，近年は免疫抑制点眼薬のプロアクティブ療法の有効性が報告されるようになった[8]．プロアクティブ療法とは，アトピー性皮膚炎治療等でも近年推奨されている方法で[9]，寛解期にも免疫抑制薬やステロイド薬を完全に中止することなく，少量で維持することにより，再燃自体を抑制するというコンセプトの治療方法である．免疫抑制点眼薬の場合には，例えば1日2回，1回，さらには週に2回点眼というように，少量で使用を継続していくことにより再燃を抑制することが報告されている．

症例 1：6歳，男児（図3）

春季カタルのため抗アレルギー点眼薬，低力価ステロイド点眼薬を使用するも上眼瞼結膜の乳頭増殖が増悪（図3-a），シールド潰瘍も出現した（図3-b）．低力価ステロイド点眼薬をタクロリムス点眼薬に変更したところ，上眼瞼の乳頭増殖，充血，浮腫は軽快し（図3-c），シールド潰瘍も消失した（図3-d）．寛解後の写真は治療開始3か月目のものである．

症例 2：7歳，男児（図4）

春季カタルのためX年に初診．抗アレルギー点眼薬とタクロリムス点眼薬で治療を開始したところ，上眼瞼結膜乳頭は縮小，寛解した．そこでタクロリムス点眼薬を中止し，抗アレルギー点眼薬のみで経過観察していたところ，X＋2年に再燃，再度同様の治療を行い寛解を得たが，タクロリム

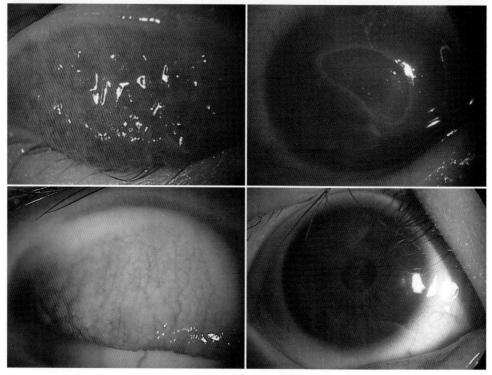

図 3. 症例 1

a	b
c	d

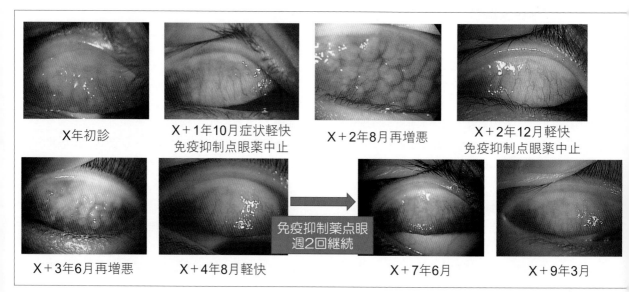

X 年初診

X＋1年10月症状軽快
免疫抑制点眼薬中止

X＋2年8月再増悪

X＋2年12月軽快
免疫抑制点眼薬中止

X＋3年6月再増悪

X＋4年8月軽快

免疫抑制薬点眼
週2回継続

X＋7年6月

X＋9年3月

図 4. 症例 2

ス点眼薬を中止後数か月で再燃するという状態を
繰り返していた．X＋4年に寛解後は，タクロリム
ス点眼薬を中止せず，1日1回，隔日，最終的に
は週に2回点眼にまで減量し継続しているが，以
後再燃はしていない．

免疫抑制点眼薬の副作用

　春季カタルの治療は長期間継続することも多
く，また免疫機能に影響するため，ステロイド点
眼薬と同様に，さまざまな副作用が懸念されてい

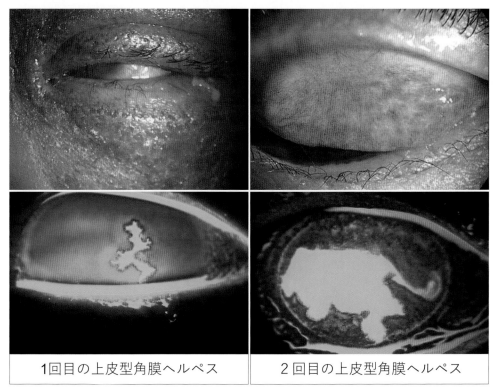

| 1回目の上皮型角膜ヘルペス | 2回目の上皮型角膜ヘルペス |

図 5. 症例 3

| a | b |
| c | d |

た．しかし，販売後全例調査の結果をみると，両点眼薬とも眼圧上昇等の重篤な合併症は報告されていない[3)4)]．感染症に関しては，パピロック®ミニ点眼液 0.1％では 1.51％と報告されており，その内訳は，麦粒腫が最も多く，細菌性結膜炎，ヘルペス性角膜炎，細菌性角膜炎であった．また，タリムス®点眼液 0.1％でも 1.48％と同等の割合であり，ステロイド点眼薬に比べると低い印象である．

一方，春季カタル患者では，アトピー性皮膚炎を合併している症例も多い．アトピー性皮膚炎患者は，単純ヘルペスウィルス感染症を起こしやすく，通常ヘルペス性角膜炎は片眼発症が多いのに対し，アトピー性皮膚炎患者では両眼に発症し，再発を繰り返すことも報告されている[10)]．上皮型角膜ヘルペス発症時には，アシクロビル眼軟膏(5回/1 日)で加療を行い，ステロイド点眼薬は中止することが推奨されている[11)]．角膜ヘルペス発症時に免疫抑制点眼薬を中止するかどうかに関してコンセンサスは得られていないが，ステロイド点

眼薬と同様に休薬することが多く，その際，春季カタルが増悪し，治療に難渋することも経験する．今後さらに免疫抑制点眼薬使用中の感染症発現頻度，また，感染発症時の治療方法のエビデンスを蓄積していく必要がある．

症例 3：38 歳，男性(図 5)

アトピー性皮膚炎を合併した春季カタル(図 5-a)のため，抗アレルギー点眼薬，タクロリムス点眼薬，ステロイド点眼薬で加療を開始した．上眼瞼乳頭増殖は軽快し(図 5-b)，ステロイド点眼薬は中止，抗アレルギー点眼薬とタクロリムス点眼薬を継続していたところ，治療開始 2 年 3 か月目に左角膜に樹枝状角膜炎を発症(図 5-c)．角膜ヘルペスと診断し，タクロリムス点眼薬を中止，アシクロビル眼軟膏を開始した．2 週間で角膜病変は改善したが，結膜乳頭増殖は増悪したため，タクロリムス点眼薬を再開した．タクロリムス点眼薬を再開後 4 週間目に地図状病変を発症(図 5-d)．再度タクロリムス点眼薬を中止し，アシクロビル

眼軟膏，バラシクロビル内服を開始．角膜病変消失後2か月目から，タクロリムス点眼薬を再開して経過観察を行っている．

免疫抑制点眼薬抵抗性の症例の存在

　免疫抑制点眼薬は春季カタルに優れた治療効果を示すことが明らかになったが，一方で，一定割合に免疫抑制点眼薬治療に抵抗性を示す症例が存在することがわかってきた．抵抗性のメカニズムについてはまだ不透明なことが多いが，治療抵抗性の症例では免疫抑制薬が作用するT細胞以外の免疫機構の関与も考えられる．最近，アレルギー疾患をターゲットとした生物学的製剤が登場してきており，それらの薬剤による春季カタル治療効果についても報告されており[12]，新たな治療選択肢として期待される．

文　献

1) BenEzra D, Pe'er J, Brodsky M, et al：Cyclosporine eyedrops for the treatment of severe vernal keratoconjunctivitis. Am J Ophthalmol, **101**(3)：278-282, 1986. doi：10.1016/0002-9394(86)90819-6 [published Online First：1986/03/15]
2) 原　祐子，岡本茂樹，大橋裕一：難治性アレルギー結膜疾患に対する0.05％シクロスポリン水溶性点眼薬の併用効果．あたらしい眼科, **17**(7)：1009-1012，2000.
3) 髙村悦子，内尾英一，海老原伸行ほか：春季カタルに対するシクロスポリン点眼液0.1％の全例調査．日眼会誌, **115**(6)：508-515，2011.
4) Fukushima A, Ohashi Y, Ebihara N, et al：Therapeutic effects of 0.1% tacrolimus eye drops for refractory allergic ocular diseases with proliferative lesion or corneal involvement. Br J Ophthalmol, **98**(8)：1023-1027, 2014. doi：10.1136/bjophthalmol-2013-
304453 [published Online First：2014/04/04]
5) 宮崎　大，内尾英一，海老原伸行ほか：アレルギー性結膜疾患診療ガイドライン(第3版)．日眼会誌, **125**(8)：741-785，2021.
Summary　2021年にガイドライン第三版が発表された．よりわかりやすく治療方針が解説されているので必読である．
6) 大橋裕一，内尾英一，海老原伸行ほか：免疫抑制点眼薬の使用指針　春季カタル治療薬の市販後全例調査からの提言．あたらしい眼科, **30**(4)：487-498，2013.
Summary　免疫抑制点眼薬の使用方法のコツをわかりやすく解説．
7) Bernstein HN, Mills DW, Becker B：Steroid-induced elevation of intraocular pressure. Arch Ophthalmol, **70**：15-18, 1963. doi：10.1001/archopht.1963.00960050017005 [published Online First：1963/07/01]
8) 原田一宏，川村朋子，上野智弘ほか：春季カタルのProactive療法の成績に関する要因の判別分析による解析．日眼会誌, **126**(臨増)：164，2022.
9) Kim TW, Mun JH, Jwa SW, et al：Proactive treatment of adult facial seborrhoeic dermatitis with 0.1% tacrolimus ointment：randomized, double-blind, vehicle-controlled, multi-centre trial. Acta Derm Venereol, **93**(5)：557-561, 2013. doi：10.2340/00015555-1532 [published Online First：2013/02/08]
10) 梯　瑞葉，木全奈都子，森　優ほか：アトピー性角結膜炎の治療中に再発した両眼角膜ヘルペスの1例．眼科臨床紀要, **14**(12)：843-847，2021.
11) 木下　茂，塩田　洋，浅利誠志ほか：感染性角膜炎診療ガイドライン(第2版)．日眼会誌, **117**(6)：467-509，2013.
12) Fukuda K, Ebihara N, Kishimoto T, et al：Amelioration of conjunctival giant papillae by dupilumab in patients with atopic keratoconjunctivitis. J Allergy Clin Immunol Pract, **8**(3)：1152-1155, 2020. doi：10.1016/j.jaip.2019.10.011 [published Online First：2019/11/05]

特集／眼科アレルギー疾患アップデート

シラカンバによる季節性アレルギー性結膜炎と花粉-食物アレルギー症候群

南場研一*

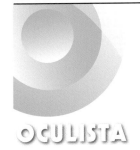

Key Words： シラカンバ花粉(birch pollen)，口腔アレルギー症候群(oral allergy syndrome)，花粉-食物アレルギー症候群(pollen-food allergy syndrome)，交差反応(cross reactivity)，アレルゲンコンポーネント(allergen component)

Abstract： 北海道ではスギ花粉症は少なく，代わってシラカンバ花粉症が多くみられる．シラカンバ花粉は4月下旬から約1か月飛散するが，前年の日照時間に左右されて飛散量は増減し，花粉結膜炎の症状の強さも異なる．5月下旬～9月頃まではイネ科のカモガヤ花粉症がみられる．

シラカンバ花粉症では花粉-食物アレルギー症候群(PFAS)が高率に合併する．PFASは花粉抗原と食物(果物)抗原の相同性が高いことにより生じる交差反応であり，IgE抗体を介した即時型I型アレルギー反応である．花粉の感作から数年後に発症し，成人での発症が多い．シラカンバ花粉症ではバラ科果物によるPFASが多く，ほとんどの場合，口腔内の痒み，粘膜浮腫等の口腔咽頭症状のみであるが，腹部症状，蕁麻疹を呈することもあり，稀にアナフィラキシーを生じるとされる．果物抗原は加熱・酵素処理により容易に抗原活性が失われるため，加熱した果物ではアレルギー症状が生じないことが多い．

はじめに

我が国での主要な花粉症といえばスギ花粉症であるが，北海道ではスギ花粉症は少なく，代わってシラカンバ花粉症が多くみられる．シラカンバ花粉症では花粉-食物アレルギー症候群(PFAS)が高率にみられることから，北海道では医療関係者だけでなくレストラン等の飲食店関係者にも広く知られており，レストランで「バラ科の果物にアレルギーがあります」というとすぐにわかってもらえるほどである．本稿では北海道でのシラカンバ花粉を中心とした花粉症の実態について説明するとともに，PFAS発症のメカニズムについて解説する．

北海道における季節性アレルギー性結膜炎（花粉症）の原因花粉抗原

北海道ではスギ花粉による花粉結膜炎は道南地方でわずかにみられるが，その他の地方ではほとんどみられない．代わって北海道での代表的な花粉結膜炎の原因となるのは白樺（シラカンバ）花粉である．2017年に行われた定点医療機関における全国アレルギー性結膜疾患実態調査の結果によると，北海道以外での血清中抗原特異的IgE抗体価陽性率は，スギが57～68％，シラカンバが12～17％であるのに対して，北海道ではスギが6.7％，シラカンバが26.7％であった[1]．耳鼻科領域でも同様の報告があり，札幌の鼻アレルギー患者のうち，スギ，シラカンバ，カモガヤ，ヨモギの特異

* Kenichi NAMBA, 〒060-8648　札幌市北区15条西7丁目　北海道大学大学院医学研究院眼科学教室，診療教授

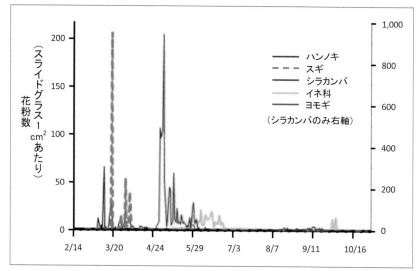

図 1. 札幌の空中花粉観測結果(2020 年 2 月〜10 月)
(北海道立衛生研究所ホームページから許可を得て転載)

的 IgE 抗体陽性率はそれぞれ, 17%, 41%, 37%, 26%であり, やはり北海道ではシラカンバに感作されている患者が最も多い. なお, スギ花粉に対する特異的 IgE 抗体陽性者のほとんどは本州在住の既往があるという結果であった[2].

　北海道の花粉症は, まだ雪が降り積もる 2 月末のハンノキ花粉から始まる. 図1に2020年の札幌での花粉飛散観測結果を示す[3]. ハンノキはカバノキ科ハンノキ属の樹木で, 河川敷等によくみられる 10 m を超える大木である. その後3月下旬〜4月上旬に低気圧で運ばれてきたスギ花粉が単発的に観測される日が数日あり, ゴールデンウィークが始まる4月下旬からシラカンバ花粉の飛散が約1か月みられる. シラカンバ花粉飛散が終わる5月下旬頃からは代わってカモガヤ等のイネ科花粉の飛散がみられるようになり, それは9月末頃まで続く. 秋の花粉としては9月にヨモギ花粉が観測される.

シラカンバによる季節性アレルギー性結膜炎 (花粉結膜炎)

　シラカンバはカバノキ科カバノキ属の樹木で, 一般にはシラカバといわれるが, 正式名称は「シラカンバ」である. 本州では福井, 岐阜, 静岡各県より北の高原地帯に, 北海道では全域に自生する落葉樹で, 幹の樹皮が白いために白樺(シラカン

バ)といわれる.

　北海道におけるシラカンバ花粉の飛散は, 毎年ほぼ同じ4月下旬から始まり約1か月間で終了する. ただし花粉飛散量は年ごとにかなり違っており, 大量飛散の年が3〜4年周期でやってくるようで, 図1に示す2020年は大量飛散の年であり, ピーク時にはスライドグラス 1 cm^2 あたり 1,000 個近くを観測するほどであった. しかし, 前年の2019年は飛散量が少ない年であり, ピーク時にもスライドグラス 1 cm^2 あたり 30 個程度の観測にとどまっている[3]. このようにシラカンバ花粉の飛散量は著しい年差がみられるが, それは前年の春〜夏にかけての日照時間に左右され, 前年の日照時間が多いと花粉飛散量が多くなるとされている[4]. 花粉飛散量により花粉結膜炎の症状の強さも異なってくるため, 花粉飛散量の予測, 観測結果を確認することは重要である.

　シラカンバ花粉症の臨床所見であるが, その結膜炎は自覚症状, 他覚所見ともにスギ花粉症と何ら変わる物ではなく, 鼻炎を伴うのも同様であり, スギ花粉症, シラカンバ花粉症, どちらがより重症であるかといった検討はされたことがないようである. 抗アレルギー点眼薬についての有効性についても同様であり, 我々の施設で検証した結果, シラカンバ花粉結膜炎に対してもエピナスチン点眼液は確かに有効であった[5](図2).

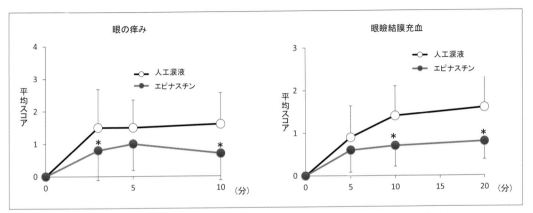

図 2. シラカンバ花粉抗原接種試験におけるエピナスチン点眼液の効果
エピナスチン点眼液を4時間前に点眼し，シラカンバ花粉症のボランティアに
シラカンバ花粉を点眼接種した．経時的に経過をみたところ，エピナスチン点
眼群では眼の痒みスコア，眼瞼結膜充血スコアの軽症化がみられた．

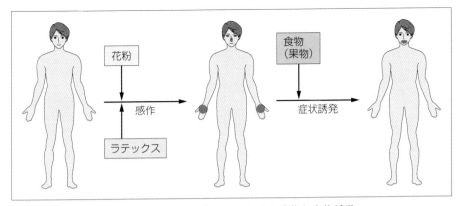

図 3. PFAS および LFS における感作と症状誘発
PFAS においては花粉が，LFS においてはラテックス(生ゴム)が感作抗原と
なり，花粉症，ラテックスアレルギーが発症する．花粉抗原と食物(果物)
抗原の類似性，ラテックスと食物(果物)抗原の類似性により交差反応として
食物(果物)摂取により症状が誘発される．

シラカンバ花粉症の患者は単に花粉飛散時期に花粉症で苦しむだけでなく，花粉と共通抗原を持つ果物の摂取により口腔内のアレルギー症状を呈する花粉-食物アレルギー症候群を高率に発症することが知られており，実際，筆者もその1人である．

口腔アレルギー症候群の分類と発症機序

口腔アレルギー症候群(oral allergy syndrome：OAS)は，ある特定の食物を摂取した際に口腔咽頭症状が現れる疾患であるが，そのサブタイプとして，①花粉-食物アレルギー症候群(pollen-food allergy syndrome：PFAS)，②ラテックス-フルーツ症候群(latex-fruit syndrome：LFS)，③その他の食物アレルギーに分けられる．

PFAS および LFS においては，感作抗原とアレルギー誘発抗原が異なり，PFAS では花粉が感作抗原，食物がアレルギー誘発抗原であり，LFS ではラテックス(生ゴム)が感作抗原，フルーツがアレルギー誘発抗原である．いずれも感作抗原である花粉またはラテックスと食物等，誘発抗原の相同性が高いことにより交差反応が生じる(図3)．この場合，食物(果物)は，その栽培を職業とする等の大量曝露がない限りは，通常は決して感作抗原にはならず，症状誘発抗原としてのみ作用する．

アレルギー反応のタイプとしては，摂取した食

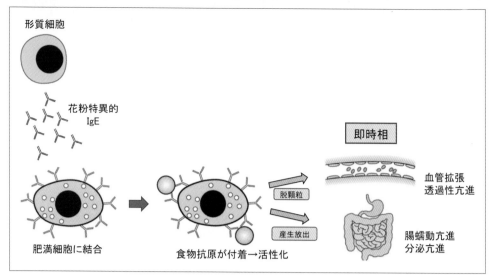

図 4. PFAS の発症メカニズム
花粉抗原に対する感作が成立すると，花粉抗原特異的 IgE が形質細胞から産生され，
肥満細胞に結合する．抗原の類似性から食物抗原もこの IgE に結合することが可能
であり，食物抗原による肥満細胞の活性化により PFAS が発症する．

物抗原に対する IgE 抗体を介した即時型Ⅰ型アレルギー反応である（図4）．花粉やラテックスによる感作が成立すると，それらに対する特異的 IgE が形質細胞から産生され，肥満細胞や好塩基球の表面に結合し待機状態となる．通常はそこに花粉抗原またはラテックス抗原の接触により花粉症やラテックスアレルギーが誘発される．抗原の曝露を繰り返しているうちに特異的 IgE の結合したこれらの細胞は口腔内にも存在するようになる．特異的 IgE 結合肥満細胞が口腔内に存在するようになると，抗原となる食物を摂取した際に食物中の抗原（アレルゲン）が IgE に結合，FcεR1 が架橋すると肥満細胞に活性化シグナルが入り，肥満細胞は脱顆粒し大量のヒスタミン，セロトニン等のケミカルメディエーターが放出されることから症状が発現する．

PFAS の症状

口腔咽頭症状として，口唇・口腔・咽頭の痒み，イガイガ感等の自覚症状とともに口唇・口腔・咽頭粘膜に浮腫をきたす．腹痛，下痢症状，蕁麻疹を呈することもあり，稀ではあるがアナフィラキシーを生じることもある．症状が口腔内に限局し

やすい理由としては，食物抗原の脆弱性によると考えられている．花粉で感作された口腔粘膜に新鮮な食物が直接接触することで局所性のⅠ型アレルギー反応が生じるが，PFAS に関連する食物抗原は消化耐性が低いため，嚥下後には消化管にて抗原活性を失っていく[6]．また，加熱・酵素処理をされた食物ではアレルギー症状が生じないことが多い．例えば，シラカンバ花粉症に伴う PFAS で生のリンゴに対して口腔咽頭症状が発現する患者でも，アップルパイ等，しっかり加熱されたリンゴであれば症状の発現はない．

PFAS は花粉による感作が成立してから数年の期間を経て発症すると想定されており，花粉症の罹患率が高い成人での発症が多い．しかし，最近では花粉に感作される時期の低年齢化の傾向があり，PFAS も学童期以降にみられるようになってきている[7]．

北海道と他地域における PFAS

PFAS は感作花粉により発症率が異なるため，その有病率には地域差がある．本州ではスギ花粉に感作された花粉症の患者が相当数みられるが，実際には PFAS の発症はそれほど多くない．一

表 1. PFAS に関与する花粉と植物性食品

花粉			プロテイン ファミリー	主な食物
科	属	種		
カバノキ科	ハンノキ属	ハンノキ オオバヤシャブシ	PR-10 プロフィリン (頻度は低い)	バラ科(リンゴ, モモ, サクランボ, ナシ, アンズ, アーモンド) マメ科(大豆, ピーナッツ, 緑豆もやし) マタタビ科(キウイフルーツ) カバノキ科(ヘーゼルナッツ等)
	カバノキ属	シラカンバ		
ヒノキ科	スギ属	スギ	Polygalacturonase	ナス科(トマト)
イネ科	アワガエリ属	オオアワガエリ	プロフィリン	ウリ科(メロン, スイカ) ナス科(トマト) マタタビ科(キウイフルーツ) ミカン科(オレンジ) マメ科(ピーナッツ)
	カモガヤ属	カモガヤ		
キク科	ブタクサ属	ブタクサ	プロフィリン	ウリ科(メロン, スイカ, ズッキーニ, キュウリ) バショウ科(バナナ等)
	ヨモギ属	ヨモギ	プロフィリン	セリ科(セロリ, ニンジン, スパイス類:クミン, コリアンダー, フェンネル等) ウルシ科(マンゴー等)

(文献 10 より転載)

方, 北海道でのシラカンバ花粉による花粉症患者でのPFAS発症率は37%と報告され[8], 花粉感作から数年後に発症するといわれている. 北海道でのシラカンバ花粉への感作率が正しくわかっていないため, 北海道でのPFAS患者数を算出することはできないが, 人口の数%にのぼるはずである. 誘発抗原としての食物としてはほとんどがバラ科の果物であり, 例えばリンゴ, モモ, サクランボ, ナシ等である.

本州にはシラカンバはあまり叢生していないが, 本州でも北海道ほど多くはないもののPFASはみられる. 原因花粉抗原となるのはシラカンバではなくハンノキ, オオアワガエリ, オオバヤシャブシが多い. ハンノキもシラカンバと同じカバノキ科に属し, 北海道から九州, 沖縄まで分布している. 福井県での調査では花粉症患者の16.8%にPFAS症状がみられた[9]. スギ花粉ではトマトによるPFASが多いとされているが, そのような患者は, スギ花粉だけでなくシラカンバ/ハンノキ花粉にも重複感作していることが多いとのことで, スギ花粉単独感作はPFAS発症のリスクにはならないとされている[8]. 表1にPFASに関与する花粉と植物性食品について示す[10].

PFASの原因抗原

PFASを誘発する花粉と食物との間の交差抗原としては主に, ①pathogenesis-related protein 10(PR-10)と, ②プロフィリンの2つのプロテインファミリーに属する. これらは生物の生存に欠かせない構造や機能を司る蛋白の一群で, 進化の過程で広く保存されている. そのため, このいずれかに感作されると広範な食物に対して交差反応性のアレルギー症状が誘発される[11].

これらのプロテインファミリーはそれぞれの花粉抗原, 食物抗原で微妙に異なっており, それをアレルゲンコンポーネントという(表2)[12]. シラカンバ花粉はPR-10, プロフィリンいずれの抗原も含んでいるが, アレルゲンコンポーネントとしては, PR-10はBet v 1, プロフィリンはBet v 2である. シラカンバ花粉症の患者がリンゴによるPFASがみられる場合, PR-10関連のコンポーネント交差反応(シラカンバのBet v 1とリンゴMal d 1)もしくはプロフィリン関連のコンポーネント交差反応(シラカンバのBet v 2とリンゴMal d 4)のいずれか, あるいは両方の機序によりPFASが生じていることが疑われる. 過去の札幌での調査では, シラカンバ花粉症におけるPR-10(Bet v 1)

表 2. PFAS 発症に関与する感作抗原と誘発抗原

プロテインファミリー	感作抗原	誘発抗原	
PR-10	シラカンバ：Bet v 1 ハンノキ：Aln g 1 シデ：Car b 1 クリ：Cas s 1 オーク：Que a 1	リンゴ：Mal d 1 モモ：Pru p 1 サクランボ：Pru av 1 アプリコット：Pru ar 1 西洋ナシ：Pyr c 1 セロリ：Api g 1 イチゴ：Fra a 1	ニンジン：Dau c 1 キウイ：Act d 8 大豆：Gly m 4 緑豆：Vig r 1 ヘーゼルナッツ：Cor a 1 ピーナッツ：Ara h 8 ジャガイモ：Sol t 1
プロフィリン	シラカンバ：Bet v 2 チモシー：Phl p 12 ヨモギ：Art v 4 ブタクサ：Amb a 8 オリーブ：Ole e 2	リンゴ：Mal d 4 モモ：Pru p 4 サクランボ：Pru av 4 西洋ナシ：Pyr c 4 セロリ：Api g 4 ニンジン：Dau c 4 メロン：Cuc m 2 キウイ：Act d 9 イチゴ：Fra a 4 オレンジ：Cit s 2	ライチ：Lit c 1 トマト：Lyc e 1 大豆：Gly m 3 バナナ：Mus xp 1 パイナップル：Ana c 1 アーモンド：Pru du 4 大麦：Hor v 12 小麦：Tri a 12 米：Ory s 12 トウモロコシ：Zea m 12

(片田彰博：口腔アレルギー症候群．アレルギーの臨床，40：103-106，2020．北隆館．より転載)

の陽性率は 99.1％とほとんどの症例で陽性であるのに対し，プロフィリン（Bet v 2）の陽性率は14.0％と低かった[13]．多くの症例では PR-10 関連単独の機序であると考えられる．もともと PR-10 関連の PFAS は軽症例が多く，プロフィリン関連の PFAS には重症例も含まれるといわれており[14]，シラカンバ花粉症での PFAS では口腔内症状のみの軽症例が多いのはこのためと考えられる．

PFAS の診断

多くの症例では，花粉飛散時期とアレルギー性結膜炎，鼻炎の発症時期からすでに花粉症であること，その花粉抗原が何であるかを患者自身が理解していることが多く，また，口腔内症状の発現を誘発する食物（果物）が明らかである場合には検査をするまでもなく PFAS と推察するのは容易である．診断のためには花粉抗原，食物抗原に対する特異的 IgE 抗体検査または食物抗原に対する皮膚プリックテストを行うとされているが（図5）[10]，皮膚プリックテストは眼科医単独で行うのは難しいため，通常は抗原特異的 IgE 抗体検査を行う．なお，皮膚プリックテストに用いる食物はシラカンバ花粉 PFAS の場合，リンゴ，モモ，サクランボ等であるが，抗原の脆弱性のために市販の抗原

液では偽陰性になりやすいため，新鮮な生のものを用意するのが望ましいとされる（図6）[10]．

シラカンバ PFAS を疑う症例のなかにはラテックス LFS を疑う症例が少なくない．両方を併せ持つ患者も少なくないが，感作源がシラカンバなのかラテックスなのかは特定しておいたほうが良い．それは感作源によって生じるアレルギー症状の重症度が異なるからである．PFAS の多くはPR-10 関連であり口腔内の症状のみに限局しやすいのに対して，プロフィリン関連 PFAS やラテックス LFS ではアナフィラキシーのリスクが高いとされている．なお，ラテックス LFS ではバナナ，アボガド，クリによる症状発現が多い．また，PR-10 関連 PFAS のなかでも大豆だけはアナフィラキシーのリスクがあり，疑う場合は特異的 IgE抗体検査を行っておくと良い．現在では大豆コンポーネントである Gly m 4 に対する検査が可能である．ラテックスに関してもコンポーネントである Hev b 6.02 に対する検査が可能である．なお，コンポーネントに対する検査のほうが陽性の特異度が高い．

特異的 IgE 抗体検査，皮膚プリックテストはいずれも疑陽性，偽陰性があり，臨床所見と検査結果が一致しない場合は経口負荷試験（oral food

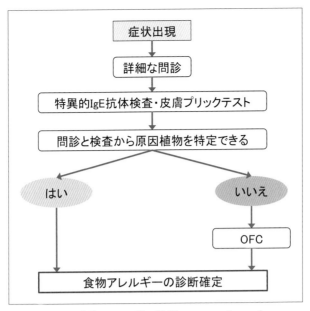

図 5. 食物アレルギー診断のフローチャート
（即時型症状）
OFC：oral food challenge（食物経口負荷試験）
（食物アレルギー研究会：食物アレルギーの診療の手引き
2020 より転載）

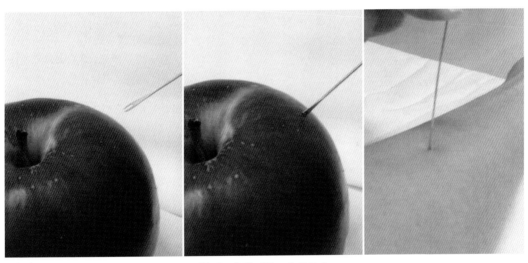

a｜b｜c
図 6. 皮膚プリックテスト
新鮮な果物（ここではリンゴ）を用意する必要がある.
　a：プリック針を用意する.
　b：リンゴを刺し，エキスを針に付ける.
　c：皮膚面に垂直に，ゆっくり押しつける.
実施15分後に判定し，陰性コントロールと比べて膨疹径3 mm 以上，または陽性
コントロール（ヒスタミン 10 mg/ml）の膨疹径1/2 以上を陽性と判定する.
（文献 10 より転載，一部改変）

challenge：OFC)を行うとされているが，実際に
そこまで必要になることはない．実際に行う場合
には，新鮮な食物(果物)を用意し，その切片を数
分口に含み吐き出させ(口含み試験)，あるいは舌
下に接触させて取り出し(舌下投与試験)，その後
の口腔症状の発現を観察する．皮膚プリックテス
ト，OFC はいずれもアナフィラキシー発現のリス
クがあることに留意が必要である．

文 献

1) 岡本茂樹，藤島 浩，福島敦樹ほか：2017 年度日
   本眼科アレルギー学会アレルギー性結膜疾患実
   態調査．日眼会誌，**126**：625-635，2022．
2) 朝倉光司：花粉症の最近の治療 花粉症の予防と
   治療の実際 北海道の花粉症の実態．Prog Med，
   16：69-71，1996．
3) 北海道立衛生研究所ホームページ．http://www.
   iph.pref.hokkaido.jp/pollen/pollen_info.html
4) 白崎英明，山本哲夫，才川悦子ほか：札幌市のシ
   ラカバ花粉飛散状況と気象との関係について．日
   耳鼻，**117**：653-657，2014．
5) Tagawa Y, Namba K, Nakazono Y, et al：Evalu-
   ating the efficacy of epinastine ophthalmic solu-
   tion using a conjunctivitis allergen challenge
   model in patients with birch pollen allergic con-
   junctivitis. Allergol Int, **66**：338-343, 2017.
6) Sampson HA：Update on food allergy. J allergy
   Clin Immunol, **113**：805-819, 2004.
7) Ma S, Sicherer SH, Nowak-Wegrzyn A：A sur-
   vey on the management of pollen-food allergy
   syndrome in allergy practices. J allergy Clin
   Immunol, **112**：784-788, 2003.
8) 山本哲夫，朝倉光司，白崎英明ほか：花粉の感作
   と口腔アレルギー症候群(OAS)．日耳鼻，**708**：
   971-979，2005．
9) Osawa Y, Ito Y, Takahashi N, et al：Epidemio-
   logical study of oral allergy syndrome in birch
   pollen dispersal-free regions. Allergol Int, **69**：
   246-252, 2020.
10) 日本小児アレルギー学会：食物アレルギー診療ガ
    イドライン 2021．協和企画，2021．
    Summary 食物アレルギーの診断・治療に関す
    るありとあらゆる知識が網羅されている必携書．
11) 猪又直子：役に立つ！ アレルギー診療の最新情
    報 口腔アレルギー症候群の現状と診療の実際．
    耳鼻咽喉科・頭頸部外科，**91**：54-61，2019．
12) 片田彰博：口腔アレルギー症候群．アレルギーの
    臨床，**40**：103-106，2020．
13) 山本哲夫，朝倉光司，白崎英明ほか：シラカバ花
    粉 IgE 陽性の口腔咽頭過敏症における各種花粉
    とプロフィリン(Bet v 2)感作との関係．日耳鼻，
    122：209-215，2019．
14) Matricardi PM, Kleine-Tebbe J, Hoffmann HJ, et
    al：EAACI Molecular Allergology User's Guide.
    Pediatr Allergy Immunol, **Suppl 23**：1-250, 2016.

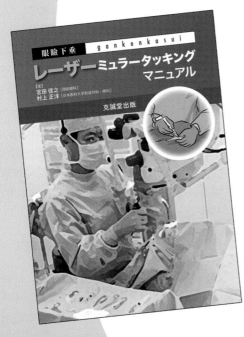
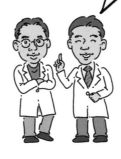
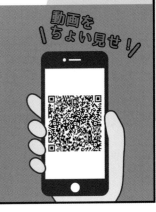

MB OCULI. No. 116：26−32, 2022

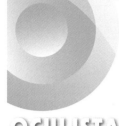

特集／眼科アレルギー疾患アップデート

アトピー性皮膚炎と角膜移植

OCULISTA

笠松広嗣*1　山口剛史*2

Key Words： 円錐角膜(keratoconus)，アトピー性皮膚炎(atopic dermatitis)，全層角膜移植術(penetrating keratoplasty：PKP)，拒絶反応(rejection reaction)，角膜移植後アトピー性強角膜炎(postkerato-plasty atopic sclerokeratitis：PKAS)

Abstract： アトピー性皮膚炎の患者は円錐角膜や感染/炎症後の瘢痕により，角膜移植の手術適応となることが多い．またアトピー性皮膚炎患者は眼瞼を含む前眼部の活動性炎症により，手術により異常免疫が誘発されることがあり，角膜移植後アトピー性強角膜炎(postkerato-plasty atopic sclerokeratitis：PKAS)を発症することが知られている．PKAS は，アトピー性皮膚炎患者の術後 1～4 週で発症する急性強角膜炎のことで，眼不快感，羞明，充血，粘液性の眼脂を伴う角膜実質の炎症と融解に伴う縫合糸の緩み，上皮欠損の遷延，角膜血管新生を特徴とし，治療介入が遅れると角膜混濁が遷延し，不可逆的な視力低下をきたす．PKAS を予防するためには，異常免疫反応が生じにくいパーツ移植をできる限り選択するとともに，全層角膜移植を選択する際には特に，術前のアトピー性皮膚炎のコントロールおよび術後の免疫抑制が重要である．PKAS の治療の早期発見，早期治療介入である．特に，縫合糸の管理と速やかな全身的な免疫抑制が，不可逆的な視力低下を防ぐためには重要である．

はじめに

アトピー性皮膚炎の眼合併症として，眼瞼炎，角結膜炎，円錐角膜，白内障，緑内障，網膜剝離と各種手術による角膜内皮減少に伴う水疱性角膜症が知られている[1]．進行した円錐角膜はハードコンタクトレンズによる矯正ができず，視力改善のためには角膜移植が必要となる．またアトピー性皮膚炎患者では，ヘルペス角膜炎の両眼発症が多く重症化しやすく，瘢痕をきたすことも少なくなく，シールド潰瘍をはじめアレルギー性結膜炎による角膜混濁をきたすこともある．水疱性角膜症への最も有効な治療法は角膜移植であり，アトピー性皮膚炎と角膜移植は切っても切れない関係にあるが，アトピー性皮膚炎の角膜移植は拒絶反応や感染症のリスクが高く[2]，角膜移植後アトピー性強角膜炎(postkeratoplasty atopic sclero-keratitis：PKAS)を発症する可能性もある[3～5]．本稿では，アトピー性皮膚炎の角膜移植の特徴と，適応疾患ごとの要点，合併症とその対策について解説する．

アトピー性皮膚炎患者の前眼部の特徴

アトピー性皮膚炎患者では，眼瞼擦過・結膜囊培養でメチシリン耐性黄色ブドウ球菌(methicil-lin-resistant Staphylococcus aureus：MRSA)を含むぶどう球菌の陽性率が高い[6,7]．また，眼瞼炎，角結膜炎を合併していることが多い．術前からの角膜血管新生や，慢性的な眼炎症に伴う免疫反応の亢進のため，角膜移植後の拒絶反応の割合が多く，後述の角膜移植後アトピー性強角膜

*1 Hirotsugu KASAMATSU，〒272-8513　市川市菅野 5-11-13　東京歯科大学市川総合病院眼科，助教
*2 Takefumi YAMAGUCHI，同，准教授

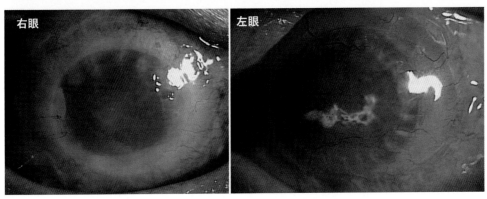

図 1. アトピー性皮膚炎患者への全層角膜移植の 1 例
59 歳, 男性. アトピー性皮膚炎. 約 20 年前に両眼全層角膜移植を受けて,
術後拒絶反応や緑内障を合併し, 最終的に両眼光覚を失った. 安易にアトピー
性皮膚炎患者に全層角膜移植を行うと厳しい結果になることがある.

(PKAS)を生じたり, 緑内障を合併して最後は光覚すら奪う結果になりかねない.

眼瞼炎, 結膜炎による搔痒感を軽減するため, 眼の搔把, 顔面殴打癖があることがあり, 白内障や虹彩分離症, 周辺虹彩前癒着を合併している場合がある. また, 若年で白内障手術, 網膜剝離, 緑内障手術が行われることで, 術後長期的に角膜内皮細胞が減少し, 難治性の水疱性角膜症をきたすことがある. アトピー性皮膚炎患者で角膜移植をする場合には, 術前に角膜血管新生, 周辺虹彩前癒着, アレルギー性結膜炎, 白内障や緑内障の有無をしっかり評価する必要がある.

各 論

1. アトピー性皮膚炎の円錐角膜への角膜移植

円錐角膜は非アトピー性皮膚炎患者でも発症するが, アトピー性皮膚炎では頻度が高く, 特に重症のアトピー性皮膚炎で頻度が高いとされている[8]. 利き手側の眼が重症化しやすいといわれており, 眼への物理的刺激が大きな要因とされている[9]. 細隙灯顕微鏡では角膜中央部の菲薄化と円錐状の突出が特徴的であるが, これらはある程度進行した際の所見であり, 早期発見には前眼部 OCT に搭載されている角膜形状解析検査による円錐角膜のスクリーニングプログラムが有用である.

進行を予防するための治療としては角膜クロスリンキングが有用であるが, 活動性の前眼部炎症がある場合には避けたほうが良いとされてい

る[10]. 円錐角膜は進行すると不正乱視と近視による視力障害をきたす. 早期では眼鏡による矯正, 中等度以上ではハードコンタクトレンズによる矯正が有効である. 高度に進行しコンタクトレンズで矯正が不能になった場合, あるいは装用困難な症例が角膜移植の適応となる[11].

円錐角膜の手術加療には角膜そのものをドナー角膜と取り換える全層角膜移植(penetrating keratoplasty：PKP)と, Host の組織(デスメ膜や実質)を残して, 菲薄化した実質のみを交換するパーツ移植としての深層層状角膜移植術(deep anterior lamellar keratoplasty：DALK)がある. DALK は, 術中の open sky がなく駆逐性出血のリスクがなく, Host の内皮を温存できるため術後拒絶反応が少なく, 複数回の手術の成績も良いため, 長期予後が良いとされる. 一方, 術中に十分に実質を切除できず実質が残存すると, 層間混濁や角膜後面の高次収差の増大により PKP より視力が悪いという欠点がある. 一般に, 円錐角膜は PKP 後の拒絶反応や角膜内皮細胞密度の減少が緩やかで予後が良いことが知られているが[12], アトピー性皮膚炎を伴う患者で安易に角膜移植をするとその限りではない. すなわちアトピー性皮膚炎患者の角膜移植は炎症制御をしたうえで臨むべきである(図1). 円錐角膜は比較的若年者が多く, 将来的に複数回の手術を行う可能性や, 術後のステロイド点眼が不要になり, ステロイド緑内障や術後感染症の合併が少ないため, 当院では可能な

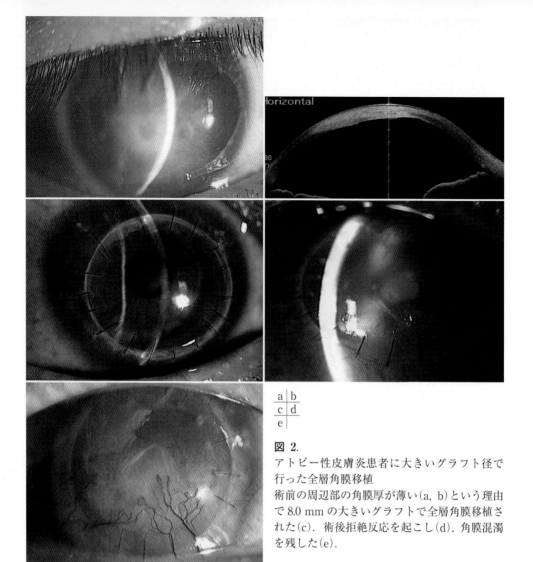

a | b
c | d
e |

図 2.
アトピー性皮膚炎患者に大きいグラフト径で
行った全層角膜移植
術前の周辺部の角膜厚が薄い(a, b)という理由
で 8.0 mm の大きいグラフトで全層角膜移植さ
れた(c). 術後拒絶反応を起こし(d), 角膜混濁
を残した(e).

症例は DALK を選択する. アトピー性皮膚炎では
DALK を推奨しているが, 急性水腫の既往がある
患者では PKP を選択せざるをえない. しかし, ア
トピー性皮膚炎の円錐角膜で, 「角膜厚が薄いと
大きなグラフトでないと術後房水漏出が起きるか
ら大きいグラフトを選択する」というのは大きな
間違いである. 図2は, 角膜厚が薄いため8.0 mm
の切除径で前房角膜移植をした1例である. 大き
いグラフトは角膜拒絶反応のリスクを高める. こ
の患者では術後早期に拒絶反応となり, 強い瘢痕
混濁を残してしまった. この症例はリグラフトも
厳しい. 図3は7.0 mm で行った全層角膜移植で
あるが, 術後5年経過して(1.2×S−8.00 D：C−
1.00 D Ax140)である.

2. アトピー性皮膚炎の角膜混濁への角膜移植

アトピー性皮膚炎患者では, 円錐角膜以外にも
角膜移植を要することがある. 例えば, アトピー
性皮膚炎は, 両眼性ヘルペス角膜炎を伴うことも
あり, 神経障害性角膜症を合併するハイリスク症
例もしばしば経験する. アトピー性角結膜炎によ
るシールド潰瘍後や角膜感染症後の角膜瘢痕も日
常診療で存在する. このなかには, 角膜の菲薄化
を伴う症例もあり, 入念な治療計画を要する. 図4
は両眼角膜ヘルペスで, 神経障害性角膜症で角膜
穿孔をきたし, 他院で表層角膜移植を行ったが十
分な視力が得られず, 紹介いただいた. 周辺角膜
が約 200 μm と菲薄化しており, 角膜知覚は低下
し, 角膜血管新生があるハイリスク症例である.

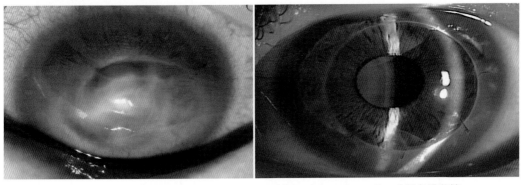

図 3. アトピー性皮膚炎患者のハイリスク症例で小さいグラフトの全層角膜移植
7.0 mm で行った全層角膜移植. 術後, 拒絶反応もなく 5 年経過して, 視力は良好である.
小さいグラフトは特に乱視が中央に及ばないよう, きれいな縫合を心がける.

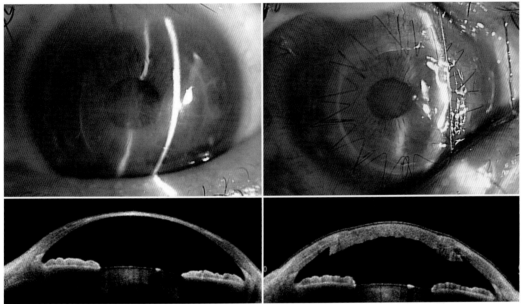

a	b
c	d

図 4. アトピー性皮膚炎で両眼角膜ヘルペス. 角膜穿孔で表層角膜移植後
両眼角膜ヘルペスと神経障害性角膜症. 左眼は穿孔で他院で LKP を施行(a, c)
トップハット型 PKP を選択して, 術後房水漏出や遷延性角膜上皮欠損もなく術後の
視機能も(1.0)と良好である(b, d).

角膜内皮細胞密度は測定不能であった. このような症例で, 通常通り全層角膜移植を選択すると術後の房水漏出, 遷延性角膜上皮欠損や拒絶反応, 緑内障の合併等で予後が厳しいことが多い. 本症例では, トップハット型 PKP を選択した. 術後には瞼板縫合, 涙点プラグや防腐剤フリー点眼, 免疫抑制剤の内服を行った. 術後の創口閉鎖不全や遷延性角膜上皮欠損はなく, 術後(1.0x−1.5 D ＝cyl−2.5Ax175)の視力が得られ, 経過良好である.

3. 角膜移植後アトピー性強角膜炎(post-keratoplasty atopic sclerokeratitis：PKAS)

PKAS とは, 1990 年に Lyons らが報告した疾患概念で, アトピー患者の角膜移植後早期(1〜4 週)で発症する急性の強角膜炎のことである[3]. 早期に治療介入できず遷延化すると角膜混濁(図5-a)やグラフトの融解とそれに伴う角膜穿孔(図5-b), 続発性の水疱性角膜症により不可逆的な視力低下をきたすため, PKAS の早期診断と迅速な治療が重要である.

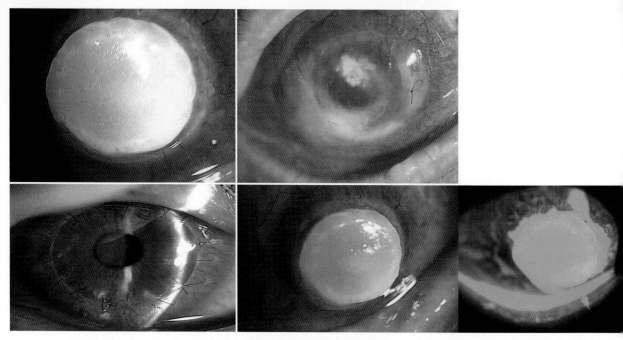

図5. PKAS の代表的な所見
アトピー性皮膚炎の全層角膜移植後に生じる PKAS の代表所見(b)

a	b
c	d

1）PKAS の病態と臨床的特徴

　当院での調査では，アトピー性皮膚炎患者の円錐角膜の角膜移植後，全体(35 眼)のうち 6 眼(17.1%)で PKAS を発症している．PKAS は眼不快感，羞明，充血，粘液性の眼脂を伴う重症の強角膜炎で，角膜上皮および実質の炎症と融解に伴う縫合糸の緩み(図5-c)，上皮欠損の遷延(図5-d)，角膜血管新生を特徴とする[3]．

　アトピー性皮膚炎患者は，同種異系抗原に対する全身の T 細胞媒介応答の変化により，免疫学的拒絶反応を起こすリスクが高く[13]，Ⅰ型およびⅣ型アレルギー反応の両方が促進される．そのため非アトピー患者と比較し，通常の角膜拒絶反応のリスクも高く[2]，PKAS と拒絶反応を明確に区別することは難しい[2][14]．したがって，PKAS は急性上皮拒絶反応の一種であると考えられる．自験例では PKAS 発症患者において，上皮の炎症の後，半数(3 眼)に内皮拒絶反応の徴候を示したことから，上皮型の拒絶反応の後，内皮の拒絶反応を誘発する可能性がある[5]．

2）PKAS の危険因子

　術前の角膜新生血管とアトピー性眼瞼炎，アトピー性角結膜炎等の眼表面および瞼の活動性の炎症を有することが PKAS のリスクファクターである．全身的には血清免疫グロブリン E(Immunoglobulin E：IgE)高値，気管支喘息や糖尿病を有することもリスクファクターとして知られている[3][5][15]．

3）PKAS の治療

　治療の肝は，縫合糸の管理と，局所・全身の迅速な免疫抑制である．

　PKAS で縫合が緩むと角膜血管新生を誘発したり，感染源となり，さらなる免疫の暴走につながる．緩んだ縫合糸は意味をなさないので，早期の抜糸，再縫合が必要である(図6)．また，PKAS の徴候を認めたら，副腎皮質ステロイドの頻回点眼を行うとともに全身的な免疫抑制も必要である．全身的な治療として，副腎皮質ステロイドで十分炎症が抑制できない場合も多いので，シクロスポリンやタクロリムス等の免疫抑制剤も考慮する必要がある[5]．

　免疫抑制をかける際に注意すべきことは，アトピー性皮膚炎患者は黄色ブドウ球菌の有病率も高いので[7]，術前の結膜囊培養も参考にし，感染症も念頭に入れたうえでの免疫抑制を行うことである．

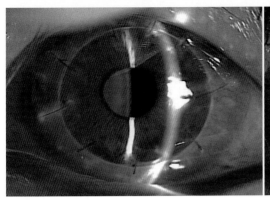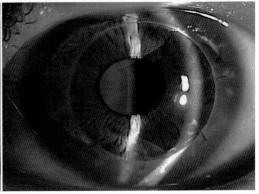

図 6. 緩んだ縫合糸の抜糸

4）PKAS の予防

アトピー性皮膚炎そのものが PKAS のリスクであるので，重症のアトピー性皮膚炎患者は可能であれば術前に皮膚科と連携し，アトピー性皮膚炎（特に眼瞼炎と結膜炎）のコントロールをしておく．手術の際には，内皮機能が正常であれば，免疫異常の起こりにくい DALK を可能な限り選択する．急性水腫の既往がある等，PKP を選択せざるをえない場合には小さなグラフト径を選択したうえで，術後ステロイドの全身投与や術前からの免疫抑制剤の内服を行う．進行した円錐角膜では，周辺部が菲薄化していることも多く，小さなグラフトだと縫合が難しいことがあるが，その際は上皮側を小さな切開で，デスメ膜側を大きな切開で作成するグラフト（いわゆるトップハット型のグラフト）を用いることで，縫合不全を回避することができる（図 4）．

術中の留意点としては，術後の縫合糸の緩みを想定して，単々縫合を選択する．結び目が飛び出していると角膜血管新生を誘発する可能性があるので，きちんと埋没させることが重要である[3]．

4．アトピー性皮膚炎患者の水疱性角膜症

1）アトピー性皮膚炎患者の水疱性角膜症の特徴と治療

アトピー性皮膚炎は若年で眼の手術を受けていることも稀ではなく，長期的な角膜内皮細胞減少により，水疱性角膜症を合併しやすい．前述のように虹彩分離症や周辺虹彩前癒着，虹彩損傷があり血液房水関門の破綻により，房水環境が悪く，

内皮の脱落が速いことがある．手術が必要になる年齢が若いこともあり，複数回の手術が必要になる可能性や拒絶反応の発生率，PKAS のリスクや術後の点眼管理を考慮すると Descemet's stripping automated endothelial keratoplasty（DSAEK），Descemet's membrane endothelial keratoplasty（DMEK）等の角膜内皮移植のほうが PKP より有利である．

2）難易度の高いアトピー性皮膚炎患者の内皮移植術のポイント

難易度の高い症例の角膜内皮移植術は DSAEK が基本となるので，ここでは難症例に対する DSAEK のポイントについて述べる．

アトピー性皮膚炎患者は前述のように，硝子体手術や眼内レンズ縫着術を行われていることが多い．また虹彩の組織も脆弱なことが多く，DSAEK において空気を入れる際に後房に空気が回りやすい．眼内レンズ縫着後で前房と後房の隔壁がない（いわゆる one chamber）場合は，空気注入前に硝子体圧を十分に上げておく必要がある．また，周辺部虹彩癒着や虹彩分離症等がある場合は，分散型の粘弾性物質を瞳孔領において隔壁を作っておいてからゆっくり空気を注入する Visco-bubble technique も有用である．空気が後房に回ってしまった場合，焦って空気を入れ続けるとかえって状態が悪化してしまうので，空気を抜いてから後房に空気が回る原因に応じて対処していく必要がある．

文　献

1) Yamamoto K, Wakabayashi Y, Kawakami S, et al : Recent trends of ocular complications in patients with atopic dermatitis. Jpn J Ophthalmol, **63**(5) : 410-416, 2019. doi : 10.1007/s10384-019-00678-3

2) Küchle M, Cursiefen C, Nguyen NX, et al : Risk factors for corneal allograft rejection : intermediate results of a prospective normal-risk keratoplasty study. Graefes Arch Clin Exp Ophthalmol, **240**(7) : 580-584, 2002. doi : 10.1007/s00417-002-0496-5

3) Lyons CJ, Dart JKG, Aclimandos WA, et al : Sclerokeratitis after Keratoplasty in Atopy. Ophthalmology, **97**(6) : 729-733, 1990. doi : 10.1016/s0161-6420(90)32523-x

4) Tomita M, Shimmura S, Tsubota K, et al : Post-keratoplasty atopic sclerokeratitis in keratoconus patients. Ophthalmology, **115**(5) : 851-856, 2008. doi : 10.1016/j.ophtha.2007.07.018

5) Shimmura-Tomita M, Shimmura S, et al : Keratoplasty postoperative treatment update. Cornea, **32** Suppl 1 : S60-64, 2013. doi : 10.1097/ICO.0b013e3182a2c937

6) Thyssen JP, Toft PB, Halling-Overgaard AS, et al : Incidence, prevalence, and risk of selected ocular disease in adults with atopic dermatitis. J Am Acad Dermatol, **77**(2) : 280-286 e1, 2017. doi : 10.1016/j.jaad.2017.03.003

7) 佐竹良之：アトピー性皮膚炎に伴う眼科的疾患について．Q＆Aでわかるアレルギー疾患，**3**(2)：126-128，2007.

8) 島﨑　潤，加藤直子：進行性円錐角膜に対する角膜クロスリンキング治療．日眼会誌，**125**(5)：509-522，2021.

9) 角　環：重症アレルギー性結膜炎．Q＆Aでわかるアレルギー疾患，**2**(2)：114-115，2006.

10) Ono T, Ishiyama S, Hayashidera T, et al : Twelve-year follow-up of penetrating keratoplasty. Jpn J Ophthalmol, **61**(2) : 131-136, 2017. doi : 10.1007/s10384-016-0489-2

11) Nakata K, Inoue Y, Harada J, et al : A high incidence of Staphylococcus aureus colonization in the external eyes of patients with atopic dermatitis. Ophthalmology, **107**(12) : 2167-2171, 2000. doi : 10.1016/s0161-6420(00)00406-1

12) Leyden JJ, Marples RR, Kligman AM : Staphylococcus aureus in the lesions of atopic dermatitis. Br J Dermatol, **90**(5) : 525-530, 1974. doi : 10.1111/j.1365-2133.1974.tb06447.x

13) Beauregard C, Stevens C, Mayhew E, et al : Cutting Edge : Atopy Promotes Th2 Responses to Alloantigens and Increases the Incidence and Tempo of Corneal Allograft Rejection. J Immunology, **174**(11) : 6577-6581, 2005. doi : 10.4049/jimmunol.174.11.6577

14) Easty D, Entwistle C, Funk A, et al : Herpes simplex keratitis and keratoconus in the atopic patient. A clinical and immunological study. Trans Ophthalmol Soc U K, **95**(2) : 267-276, 1975.

15) Daniell MD, Dart JK, Lightman S : Use of cyclosporin in the treatment of steroid resistant post-keratoplasty atopic sclerokeratitis. Br J ophthalmol, **85**(1) : 91-92, 2001.

MB OCULI. No. 116：33−38, 2022

特集／眼科アレルギー疾患アップデート

アトピー緑内障とステロイド緑内障

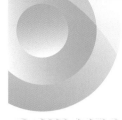

松田　彰*

Key Words：アトピー性皮膚炎(atopic dermatitis)，アトピー緑内障(atopic glaucoma)，ステロイド緑内障(steroid-induced glaucoma)，アトピー眼合併症(ocular complications of atopic dermatitis)，緑内障治療(glaucoma treatments)

Abstract：重症アトピー性皮膚炎の眼合併症には，角結膜炎，白内障，網膜剝離，円錐角膜はよく知られているが，緑内障の合併も経験する．アトピー緑内障とステロイド緑内障の厳密な鑑別は困難なことも多いが，患者の心情に配慮しステロイド忌避症例を作らないことが重要である．アトピー緑内障の重症例は働き盛りの青壮年男性が多く，治療コンプライアンスの維持が治療上重要である．アトピー性皮膚炎の治療が進歩していることを伝え，アトピー性皮膚炎の専門治療が可能な皮膚科専門医と連携して治療にあたることが重症化防止の観点からも推奨される．眼圧をモニターしながら，抗緑内障薬の使用と必要に応じて適切な術式での緑内障手術を施行することで視機能を維持し，かゆみを抑制することと併せてアトピー性皮膚炎患者の生活の質の維持に貢献していくことが治療の目標である．

はじめに

Johns Hopkins 大学ならびにその関連施設に通院中の 476 万人を対象に，アトピー性皮膚炎患者 8,992 人とアトピー性皮膚炎を有さない対照群との間で眼合併症の発症を比較したところ，角結膜炎発症のオッズ比は 8.21，円錐角膜は 5.4，白内障は 4.89，網膜剝離が 3.22，緑内障が 4.13 でいずれもアトピー性皮膚炎患者において有意に発症者が多いとの結果が報告された[1]．この結果は後向き解析であるという限界はあるものの，アトピー性皮膚炎患者の緑内障発症のリスクが高いことを示唆する信頼性の高いデータと考えられる．アトピー性皮膚炎の眼合併症として，角結膜炎，円錐角膜，白内障，網膜剝離はよく知られている

が，緑内障も眼合併症の 1 つとして注意すべき病態である．

アトピー緑内障とステロイド緑内障

重症アトピー性皮膚炎に緑内障が合併する症例があり，ステロイド緑内障がアトピー性皮膚炎に合併したと解釈されることが多いが，ステロイド忌避の症例やステロイドの使用歴があっても長期間使用していない等，ステロイド緑内障とは考えにくい症例があり，アトピー緑内障の疾患概念を我々は提唱している[2]．アトピー緑内障とステロイド緑内障の病態に関しては，すでに総説を発表しているので，そちらも参照されたい[3]．

アトピー緑内障の定義として，①顔面を含む重症アトピー性皮膚炎の存在，②緑内障性の視神経乳頭の変化を認めること，③視神経乳頭の変化に合致する視野障害の存在，④21 mmHg 以上の高眼圧，⑤明らかなステロイド緑内障症例は除外す

* Akira MATSUDA，〒113-8421　東京都文京区本郷 2-1-1　順天堂大学大学院医学研究科・眼アトピー研究室，准教授

るという基準を作成して，45症例62眼の臨床的な特徴を報告した．その結果，発症年齢の平均が38.1歳と原発隅角緑内障の好発年齢より若いこと，男女比が4：1と男性に多く，43眼（69％）にアトピー白内障の合併を，19眼（31％）に網膜剝離の合併を認め，経過中の最高眼圧の平均は40 mmHgと高く，70％の症例にAulhorn分類3期以上の視野変化を認めた[2]．京都大学のSudaらはステロイド使用中の緑内障症例382眼について，原因疾患別の解析を施行したところ，アトピー性皮膚炎合併の58眼が他の原因疾患と比較して，①最終受診時の視野検査における感度不良症例が多いこと，②初診時年齢が低く，③緑内障の観血的手術を要した患者の割合が高いことを報告しており，アトピー緑内障の病態と矛盾しない報告と考えられる[4]．

アトピー緑内障とステロイド緑内障の鑑別診断

アトピー素因が関係する疾患の1つに春季カタルがあり，従前は抗アレルギー点眼薬とステロイド点眼薬が治療の主体であった．現在，我が国では免疫抑制点眼薬の有効性が広く受け入れられており，最新のアレルギー性結膜疾患診療ガイドライン（第3版）においても春季カタルの治療の主体は抗アレルギー薬と免疫抑制点眼薬の併用であると明記されている[5]．もちろん一部の重症例の急性増悪期においてステロイド点眼を加えることが治療上必要であることも多く，眼科専門医の管理下で眼圧と視神経乳頭所見を確認しながらステロイド点眼を加え，症状・所見の改善とともに減量・中止していく治療方針が推奨されている．難治例・重症例に対して作用持続性のトリアムシノロンアセトニドを上眼瞼結膜下に注射する治療法は，その作用持続性ゆえに効果と引き換えに長期間にわたるステロイド誘発の眼圧上昇のリスクを負うことになる．なかには抗緑内障点眼薬で眼圧コントロールができず，緑内障手術が必要になって紹介された8歳男児の症例も経験している（図1）．眼圧上昇がステロイドによって誘発されたことが

明らかな症例では線維柱帯切開術が奏効することが多く，線維柱帯切開術が奏効しにくいアトピー緑内障との相違点の1つと考えられる．アレルギー性結膜疾患診療ガイドラインにも記載があるように，特に10歳未満の学童期の春季カタル患者にはトリアムシノロンアセトニドの上眼瞼結膜下注射は避けるべきである．この推奨の根拠として，斜視手術後に10歳未満の小児にステロイド点眼（特にデキサメサゾン）を投与した際に，それ以上の年齢の患者への投与に比較して眼圧上昇を生じた症例が多かったとの複数の報告がある[6][7]．

一方で，小児重症アトピー性皮膚炎に緑内障が合併した症例のなかには，眼圧上昇とステロイド使用との間に明らかな関連が認められない症例もある．そのような症例のなかには，線維柱帯切開術が奏効せず，濾過手術の施行を余儀なくされる症例も経験している．このような症例では，顔面にはタクロリムス軟膏を使用するといった治療上の工夫をするとともに，眼圧のモニターをしながら四肢・体幹には必要量のステロイド軟膏を使用するように皮膚科専門医と連携して治療を進めていく．その際，ステロイド剤の使用のリスクを強調してステロイド忌避の症例を作らないことも重要である．青壮年期のステロイド忌避の重症アトピー性皮膚炎患者のなかには，アトピー白内障，アトピー網膜剝離を併発した難治・重症例のアトピー緑内障症例も経験している（図2）．適切なステロイド外用剤の使用によるアトピー性皮膚炎のコントロールによって，一人一人の患者おけるアトピー眼合併症の広がり（アトピー眼合併症マーチ）を防止することが，視機能の維持に対しても重要と考えられる．近年重症アトピー性皮膚炎の治療に用いられている抗IL-4/IL-13受容体抗体のデュピルマブは15歳以上が適応であるため，小児症例には使用できないが，JAK阻害薬軟膏のデルゴシチニブは小児例にも使用可能であり，治療法の進歩で小児例から青壮年症例にかけて，アトピー眼合併症マーチの制御が今後期待される．

アトピー緑内障とステロイド緑内障の鑑別とい

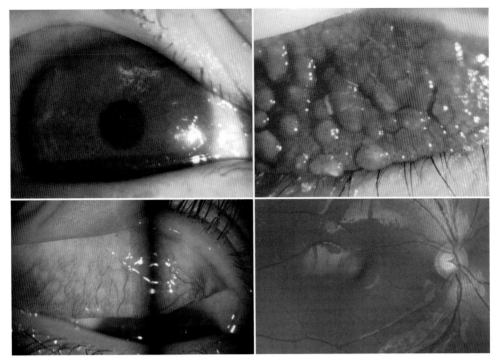

a	b
c	d

図 1. 春季カタルに対してトリアムシノロンを上眼瞼結膜下に注射後，
眼圧上昇を生じた症例
8歳児に落屑状角膜炎(a)と上眼瞼結膜巨大乳頭(b)を認め，トリアムシノロンを
上眼瞼結膜下に注射したところ，結膜巨大乳頭は縮小した(c)．一方，眼圧が上昇
し，抗緑内障薬の点眼でも眼圧がコントロールできなかったため，線維柱帯切開
術を施行し，眼圧コントロールを得た．視神経乳頭の陥凹所見を認める(d)も視野
は保たれていた．

う観点から重要な症例として，アトピー性皮膚炎
に合併する円錐角膜に対して全層角膜移植を施行
した2症例で，術後拒絶反応防止のために長期間
デキサメサゾン点眼薬を使用しても眼圧が上昇し
ていない(ステロイドレスポンダーではない)症例
の僚眼の眼圧が上昇してアトピー緑内障を発症
し，観血的手術を必要とした症例も経験してお
り，ステロイドレスポンダーではないアトピー緑
内障症例が確実に存在することを示す結果と考え
られる(図3)．

アトピー緑内障の病態

アトピー緑内障もステロイド緑内障も高眼圧を
特徴とする病態であり，房水流出抵抗を規定する
線維柱帯部位に何らかの変化を呈している可能性
が高いと考えられる．実際，アトピー緑内障眼の
線維柱帯施行時に得た組織を透過電子顕微鏡で解
析したところ，線維柱帯部位に10～30 nmの特徴

的な線維の沈着が認められ[2]，ステロイド緑内障
において観察されるfingerprint-like物質[8]とは異
なる形態であった．アトピー緑内障の臨床像を代
表的な続発緑内障である嚢性緑内障と比較する
と，どちらも高眼圧を特徴とし，白内障を伴うこ
とが多く，眼内レンズの偏位(チン小帯の脆弱性)
がみられる症例があること，さらにはアトピー白
内障症例[9]や落屑症候群の術後眼[10]において前房
水中のフレアが上昇することが報告されており，
どちらの疾患においても血管バリアの脆弱性が病
態の根本に関係していると考えられる．落屑緑内
障においては落屑物質の沈着が病態を形成してい
るが，アトピー緑内障においてもアトピー性炎症
によって誘導される何らかの物質が血管周囲，房
水流出経路や水晶体組織に沈着して病態を形成し
ていると考えられ，我々は現在精力的に研究を進
めている．また，アトピー緑内障に伴って嚢胞様
黄斑浮腫を生じている症例もこれまでに10眼以

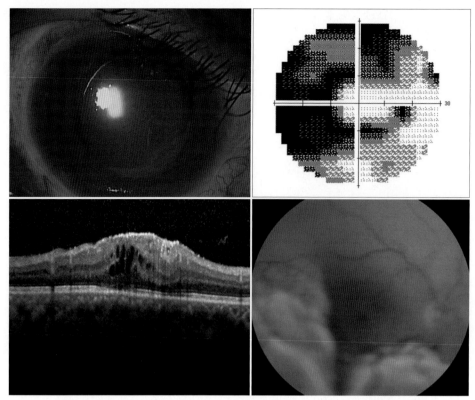

図 2. アトピー白内障，アトピー網膜剥離と合併したアトピー緑内障症例

a	b
c	d

重症アトピー性皮膚炎にアトピー白内障と網膜剥離を合併し，目を叩打する
ことを繰り返す症例で，網膜剥離とアトピー白内障の手術後に眼内レンズの
偏位を繰り返していた(a)．初診時すでに重症の視野変化(b)と嚢胞様黄斑
浮腫(c)を認めていた．眼圧コントロールが不良で硝子体手術後であったこと
からバルベルト緑内障インプラント手術を施行して眼圧コントロールを得る
ものの，術後1年で網膜剥離の再発を認めた(d)．

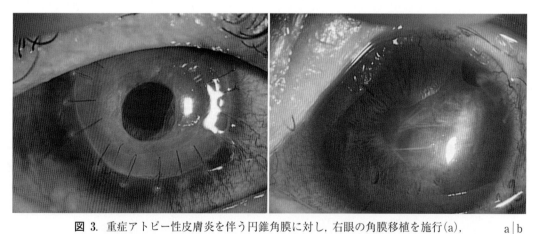

図 3. 重症アトピー性皮膚炎を伴う円錐角膜に対し，右眼の角膜移植を施行(a)，
拒絶反応の防止のためデキサメサゾン点眼を右眼に継続的に使用するも，
眼圧上昇はみられていない症例

a	b

元々角膜混濁のため視力不良であった左眼の眼圧が上昇し，線維柱帯切除術を
施行した(b)．

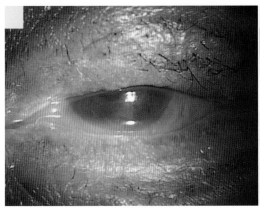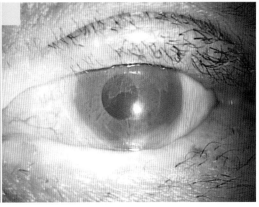

a|b

図 4. アトピー性眼瞼炎と円錐角膜を合併したアトピー緑内障症例
眼圧コントロールのため多種類の抗緑内障薬を使用していたが接触性皮膚炎を生じた(a).
点眼薬を中止したところ，眼圧が上昇したため，線維柱帯切開術を施行した．術後パッチ
テストで陰性が確認された抗緑内障薬のみを再開し，皮膚炎は軽快した(b).

上経験しており(図2)，詳細な病態は不明であるが，アトピー性炎症が後眼部にも波及していると考えられる．実際，ラットを使用したモデルで，マスト細胞を脱顆粒させるコンパウンドF4/80を結膜下に注射することで，脈絡膜のマスト細胞の脱顆粒と網膜後極の浮腫性変化を生ずることが報告されている[11].

アトピー緑内障の治療

他の続発緑内障の治療と同様に点眼薬による降圧治療と原疾患(アトピー性炎症)の治療がまず基本である．重症アトピー性皮膚炎の場合，顔面皮膚に副腎皮質ステロイドの軟膏を塗布している症例や，アトピー性角結膜炎の治療のため，ステロイド点眼薬を使用している症例も多い．可能な場合には顔面にはタクロリムス軟膏を使用し，点眼もタクロリムスへの変更をすすめる．アトピー性角結膜炎あるいは眼瞼炎を合併している症例では，点眼薬の受容に問題を生ずる症例も多く，必要最小限の点眼回数で最大の効果を狙う処方を心がける．喘息を合併していない症例では防腐剤抜きのプロスタグランジン関連薬とβ遮断薬＋炭酸脱水素酵素阻害薬合剤の点眼を用いることが多い．アトピー緑内障患者において接触性皮膚炎をはじめとする点眼薬に対するアレルギー反応を生じた場合には重症化しやすいため(図4)，点眼回数を守ること，1回の点眼は1滴とし，眼瞼周囲

に点眼薬の成分を残さないといった点眼指導が重要である．

点眼薬による保存的な治療で，眼圧がコントロールできない場合には観血的な治療に踏み切ることになる．アトピー緑内障患者の発症年齢が原発開放隅角緑内障患者のそれより若いことから，より長期にわたって眼圧をコントロールして視野を維持する必要があり，観血的手術が必要な場合には遅滞なく加療に踏み切ることが肝要である．

観血的手術の選択肢として，線維柱帯切開術，線維柱帯切除術，緑内障インプラント(ロングチューブ)挿入術がある．線維柱帯切開術は手術侵襲が軽く，最近は結膜および強膜切開をしない眼内法が普及してきたこともあり，まず試みて良い方法と考える．一方で，アトピー白内障や網膜剥離を伴う重症アトピー緑内障における線維柱帯切開術の奏効率は高くないことから[2]，線維柱帯切開術を繰り返している間に視野欠損が進行してしまう症例もある．線維柱帯切除術と緑内障インプラント手術の使い分けに関しては，結膜の状態が良い症例では基本的に線維柱帯切除術を選択する．一方で，網膜剥離に対するバックリング手術施行眼やアトピー白内障手術後の眼内レンズ偏位眼等では線維柱帯切除術施行部位である上方結膜組織が瘢痕化している症例もあるため，緑内障インプラント手術が適応となるケースもある．長期的にみると無血管濾過胞の形成が濾過胞感染のリ

スクを高めるので，線維柱帯切除術施行時にはテ
ノン組織を引っ張り，輪部にきちんと戻すことに
注意して手術を施行している．また緑内障多重手
術眼においては角膜内皮細胞の減少から水疱性角
膜症に至った場合，角膜移植の成績は不良である．

治療のコンプライアンス

重症アトピー緑内障は働き盛りの青壮年男性に
多いことから，忙しさのために眼の治療が後回し
になってしまい，片眼の視機能を消失してから治
療に取り組むケースが後を立たない．また，特に
円錐角膜眼や無水晶体眼の場合には見え方の低下
に気が付きにくいという問題もあり，治療が後手
に回ってしまうこともある．手術が可能な病院と
かかりつけ医による病診連携体制の構築が長期の
治療コンプライアンスの維持に重要と考えている．

文 献

1) Govind K, Whang K, Khanna R, et al：Atopic
dermatitis is associated with increased preva-
lence of multiple ocular comorbidities. J Allergy
Clin Immunol Pract, **7**：298-299, 2019.
2) Takakuwa K, Hamanaka T, Mori K, et al：Atopic
glaucoma-clinical and pathophysiological analy-
sis. J Glaucoma, **24**：662-668, 2015.
Summary アトピー緑内障の病態を報告した論文．
3) 松田　彰：アトピー緑内障とステロイド緑内障
アレルギーの臨床．**41**：675-678，2021.
4) Suda K, Akagi T, Ikeda HO, et al：Atopic derma-
titis as a risk factor for severe visual field loss in
youth-a retrospective cohort study of glaucoma
under steroid treatment. Graefes Arch Clin Exp
Ophthalmol, **260**：271-280, 2022.
5) 日本眼科アレルギー学会診療ガイドライン作成
委員会：アレルギー性結膜疾患診療ガイドライン
（第3版）．日眼会誌，**125**：741-785，2021.
6) Ohji M, Kinoshita S, Ohmi E, et al：Marked intra-
ocular pressure response to instillation of corti-
costeroids in children. Am J Ophthalmol, **112**：
450-454, 1991.
7) Kwok AK, Lam DS, Ng JS, et al：Ocular-hyper-
tensive response to topical steroids in children.
Ophthalmology, **104**：2112-2116, 1997.
8) Johnson D, Gottanka J, Flügel C, et al：Ultra-
structural changes in the trabecular meshwork
of human eyes treated with corticosteroids.
Arch Ophthalmol, **115**：375-383, 1997.
9) Matsuo T, Saito H, Matsuo N：Cataract and
aqueous flare levels in patients with atopic der-
matitis. Am J Ophthalmol, **124**：36-39, 1997.
10) Tanito M, Hara K, Takai Y：Anterior chamber
flare in primary open-angle glaucoma and exfo-
liation glaucoma after trabeculotomy. Graefes
Arch Clin Exp Ophthalmol, **259**：1665-1667,
2021.
11) Bousquet E, Zhao M, Thillaye-Goldenberg B, et
al：Choroidal mast cells in retinal pathology：a
potential target for intervention. Am J Pathol,
185：2083-2095, 2015.

Monthly Book

OCULISTA

オクリスタ

2022. **3**月増大号

No. **108**

「超」入門
眼瞼手術アトラス
—術前診察から術後管理まで—

眼瞼手術は**この一冊から！**豊富な図写真とともに、眼瞼手術のエキスパートが
初学者に分かりやすく解説した**眼瞼手術手技**特集！

編集企画 **嘉鳥信忠** 聖隷浜松病院眼形成眼窩外科顧問／大浜第一病院眼形成眼窩外科
今川幸宏 大阪回生病院眼形成手術センター部長

2022年3月発行　B5判　150頁　定価5,500円(本体5,000円＋税)

目次

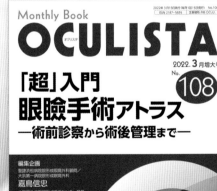

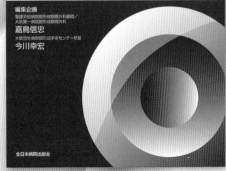

全日本病院出版会
〒113-0033 東京都文京区本郷 3-16-4
www.zenniti.com
Tel：03-5689-5989
Fax：03-5689-8030

MB OCULI. No. 116：40-45, 2022

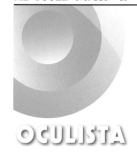

特集／眼科アレルギー疾患アップデート

アレルギー性結膜疾患の バイオマーカー
―ペリオスチンを中心に―

岡田直子*

Key Words： アレルギー性結膜炎(allergic conjunctivitis)，バイオマーカー(biomarker)，ペリオスチン(periostin)

Abstract：ペリオスチンは細胞外マトリックスタンパク質の1つであるとともに，マトリセルラータンパク質としての機能を併せ持つ生体分子であり，2型サイトカインにより組織構成細胞から発現誘導される．これまでに気管支喘息やアトピー性皮膚炎，増殖糖尿病網膜症等，さまざまなアレルギー性炎症や線維化を伴う疾患で高発現することが知られ，動物モデル等を用いた基礎的検討から，組織リモデリング等の慢性炎症の増悪に直接関与することが明らかにされている．また，さまざまな炎症疾患の臨床症状を反映し，血液中に高発現してくることから，バイオマーカーとしての有用性が報告されている．本稿では，アレルギー性結膜炎におけるペリオスチンの炎症増悪化へのかかわりや，バイオマーカーとしての涙液ペリオスチンの有用性について概説し，涙液を用いた新たな診断薬としての可能性を検証する．

はじめに

アレルギー性結膜炎は目に起きるアレルギー性の炎症疾患の総称である．これらは，季節性アレルギー性結膜炎(SAC)，通年性アレルギー性結膜炎(PAC)，アトピー性皮膚炎に合併して発症するアトピー性角結膜炎(AKC)，思春期の男子に多い春季カタル(VKC)の4つの病型に分類できる．AKCやVKC患者の一部では結膜の強い炎症や増殖に伴う角膜障害を引き起こし，重篤な視力障害を引き起こすことが知られている．本邦では2000年代後半より免疫抑制剤を主薬とした点眼薬(シクロスポリン，タクロリムス)の登場により，多くの角結膜症状の緩和，制御が可能となった．さらに，これらの薬剤を併用することで高濃度ステロイド点眼薬への依存を減少させ，白内障，緑内障，

眼感染症等の重篤な副作用発現を軽減することが可能となり，疾患を取り巻く環境は大幅に向上した．しかしながら，それでも既存治療ではコントロール不十分な治療抵抗性の症例が存在するのが現状である．

近年のゲノム，トランスクリプトーム，プロテオーム，メタボローム等の技術を応用した疾患解析の著しい進展により，従来画一的に捉えられてきた疾患は，複雑な分子病態を背景とした多種多様な生体分子によって構成されていることが明らかになってきた．また，これらの病態解明の成果から，特定の分子を治療標的とする分子標的薬の開発が精力的に進められており，すでに気管支喘息やアトピー性皮膚炎等，一部のアレルギー性疾患への臨床応用も始まっている．これらの状況を背景として，一般的な診療情報(問診，身体所見，血液検査等)に加え，患者の疾患特性や，ある治療薬への効果をバイオマーカーによって把握し，患者個々に適切な治療法を提供するための試みが行

* Naoko OKADA，〒362-0806　埼玉県北足立郡伊奈町小室 10281　日本薬科大学薬学部生命医療薬学分野，講師

われている.

本稿では，アレルギー性炎症の病態形成にかかわる数多くの分子群のなかからペリオスチンを取り上げ，アレルギー性結膜炎における炎症増悪化へのかかわりや，バイオマーカーとしての涙液ペリオスチンの有用性，涙液を用いた診断薬としての可能性について概説する．

生体機能分子としてのペリオスチンの特徴

ペリオスチンの名は，骨膜(periosteum)や歯根膜靱帯(periodontal ligament)に高発現していることに由来し，当初は歯・骨形成に関与する分子として同定された．その後，ペリオスチンは骨・歯だけでなく，皮膚の結合組織や心臓弁等，全身に広く発現する細胞外マトリックスタンパク質の1つであることが判明する．主にコラーゲンやファイブロネクチン等，他の細胞外マトリックスタンパク質と結合し，組織の構造維持や組織障害時の修復・創傷治癒に関与することが知られている．

また，ペリオスチンはマトリセルラータンパク質としての機能を有することがわかり，近年注目されている．マトリセルラータンパク質は，細胞外にあって，かつ細胞外マトリックス成分のように超分子構造の構築に直接関与することはないが，細胞と細胞外マトリックスの相互作用や細胞機能を調節するタンパク質の総称であり，1990年代にBornsteinとSageらによって提唱された[1)2)]．その特徴としては，

①発生や組織障害から回復時に高発現する
②細胞表面受容体，成長因子，サイトカイン，酵素等に結合する
③細胞の脱接着を起こす
④遺伝子欠損マウスでは著明な異常はみられず，創傷治癒時に変化が明らかになる

等が挙げられている．これまでにトロンボスポンジン-1，-2，SPARC(secreted protein, acidic and rich in cysteine)，オステオポンチン，CTGF，テネイシンC，X等がマトリセルラーとしての共通の特徴を持つと報告されている[2)]．マトリセルラータンパク質は，発生・分化の過程における組織形成や心筋梗塞，癌，炎症性疾患等のさまざまな病態との関連性が示唆されている[2)]．

ペリオスチンは，細胞表面のインテグリン分子($\alpha v\beta 1$, $\alpha v\beta 3$, $\alpha v\beta 5$, $\alpha M\beta 2$)と結合し，さまざまな細胞種へシグナルを伝えることで機能を発現する[3)]．気道上皮細胞におけるペリオスチン発現は，TGF-βシグナルを活性化させ，気道上皮細胞自身および線維芽細胞からのコラーゲン産生誘導や，上皮間葉転換(epithelial-mesenchymal transition：EMT)の促進に関与することが報告されている[4)]．ケラチノサイトに対しては，αvインテグリンを介して2型免疫応答に重要なthymic stromal lymphopoietin(TSLP)やIL-24の誘導能があること，かつこれらの発現誘導にはNF-kBの活性化を介していることが明らかにされている[5)6)]．また線維芽細胞からのペリオスチン発現は，NF-kB依存性に線維芽細胞自身の活性化を引き起こし，ケラチノサイトの増殖，活性化，IL-1αの産生増強を介し，線維芽細胞等のさらなる活性化を惹起することも示されている[7)]．さらに，ペリオスチンはlysil oxidase(LOX)プロタンパク質の翻訳後切断を介し，活性型LOXを増やすことで，コラーゲン線維の架橋を促進させる効果もある．このようにペリオスチンは線維芽細胞と上皮(表皮)細胞とのクロストークにおいて，オートクラインまたはパラクラインに作用し，組織構成細胞の活性化を介して炎症増強や組織障害，修復過程に関与していることが示唆される．

また，ペリオスチンは組織構成細胞だけでなく，炎症細胞に対してもインテグリンを介したシグナル伝達が可能である．好酸球に対しては，ペリオスチンが接着の増強，superoxide anion(O_2^-)，eosinophil-derived neurotoxin(EDN)，TGF-β1，CysLTsの産生，脱顆粒促進をし，マスト細胞へはIgE依存性の脱顆粒応答を増強させることが報告されている[8)~10)]．さらに，ペリオスチンとTSLP刺激がマウス腹腔マクロファージから

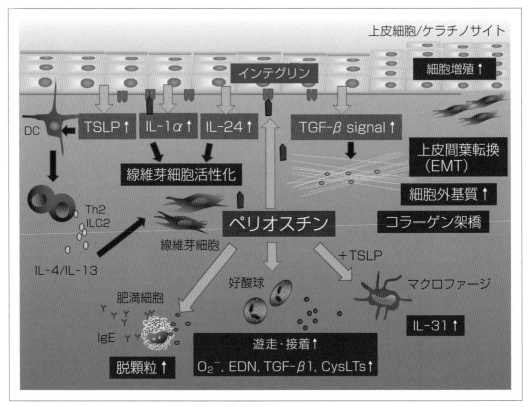

図1. マトリセルラータンパク質としてのペリオスチンのさまざまな機能

のIL-31発現に関与することも明らかにされた[11]．ペリオスチンはこれらの機序を介して，炎症増悪や組織リモデリングに関与することが示唆されている（図1）．

アレルギー炎症における
バイオマーカーとしてのペリオスチン

気管支喘息をはじめとする慢性炎症を伴うアレルギー性疾患では，患者の臨床学的所見は類似しているが，異なる病態や薬剤応答性を示すことが珍しくない．このことは，疾患としては共通の症状や性質を持ちながらも，実際には患者の病態の状態や特性はより複雑で，多様性があることが一因と考えられる．近年になり，このような疾患の多様性を体系的に解析した結果，病態の重症度や予後，治療応答性等の臨床学的な評価指標による病型の特徴（フェノタイプ）や，遺伝子，エピゲノム，タンパク質発現等の分子生物学的機序に基づいた病態の特徴（エンドタイプ）によって，さまざまな疾患は細分化できることが明らかになってき

た．さらに，これらの疾患分類は，臨床応用されることで画期的な効果が期待されている．例えば，フェノタイプ・エンドタイプの違いで患者の「層別化」を行うことで，それぞれの病型の病態学的な特徴に対して最も適切な医薬品の選択を行うことができる．これは層別化医療と呼ばれ，医薬品の治療効果の向上や副作用発現の改善等，医療の質の向上を目的とし，さまざまな疾患を対象に急速に広まっている．この患者層別化を迅速かつ的確に行うためには，病態の指標となる分子バイオマーカーの開発が極めて重要である（図2）．

ペリオスチンは2型サイトカインであるIL-4やIL-13等により組織構成細胞から発現誘導される[12]．これまでに気管支喘息やアトピー性皮膚炎，間質性肺炎等のさまざまなアレルギー性炎症疾患や，線維化を伴う疾患で血中ペリオスチン濃度が有意に上昇することが明らかになっており，各種疾患との関連性が報告されている[5]．これらの結果は，ペリオスチンのバイオマーカーとしての可能性を示唆するものであり，現在ではさまざ

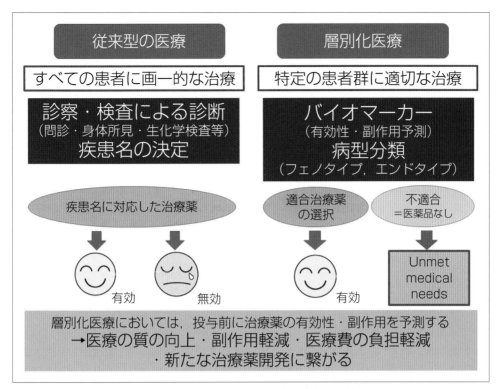

図 2. 従来型の医療と層別化医療との比較

まな疾患においてその有用性が検証されている.

　例えば，成人喘息を対象とした検討結果では，高齢発症，好酸球増多，呼気中一酸化窒素（FeNO）高値，アスピリン不耐性の合併，慢性副鼻腔炎／嗅覚異常の合併，呼吸機能低下等のさまざまな臨床学的特徴と血清ペリオスチン値が関連することがわかり，バイオマーカーとしての有用性が注目されている．また，ペリオスチン高値群は吸入ステロイド治療に対する反応性が悪く，予後不良となることも示されている[13]．さらに，抗IgE抗体，抗IL-13抗体製剤による治療反応性を予測する良いバイオマーカーであることも示唆されていることから，コンパニオン診断薬として臨床応用に向けた取り組みも進められている[14]．その他，アトピー性皮膚炎，慢性副鼻腔炎においても，血清ペリオスチン値が 2 型炎症を良く反映するバイオマーカーとなる可能性が示されており，今後のさらなる解析が期待される．

アレルギー性結膜炎における 疾患バイオマーカーとしての取り組み

　分泌型の細胞外マトリックスタンパク質である

ペリオスチンは，研究開始当時，血清中だけではなくさまざまな体液中にも放出されることが予想されていた．眼科領域では涙液を採取し，研究や診断に用いられていることから，我々はアレルギー性結膜炎患者と健常ドナーを対象とした涙液ペリオスチン濃度の比較検討を行った[15]．その結果，重症度の高い AKC 患者由来涙液では著明かつ有意な涙液ペリオスチンの高発現が確認された．興味深いことに，健常コントロールドナーとAKC 患者の血清中ペリオスチン濃度は各 79.0 ng/ml（中央値），135.0 ng/ml であったのに対し，涙液中では同じく 0.2 ng/ml，444.0 ng/ml であった．涙液中ではペリオスチン濃度の基準値が血清中に比べて低く，かつダイナミックレンジが広いことがわかった．一方，アトピー性皮膚炎の症状があるが，眼症状は観察されない患者で涙液ペリオスチン濃度を測定すると，健常ドナーと差がないこともわかり，涙液ペリオスチンは結膜炎症に伴って発現することが示唆された．

　また，AKC の重症例においては，結膜の巨大乳頭増殖や角膜障害等の重大な合併症を高頻度に発症する．そこで，これらの合併症を重症度の指標

として解析を行ったところ，結膜増殖や角膜障害の存在によって涙液ペリオスチンは有意に高値となることがわかった．よって，涙液ペリオスチンはアレルギー性結膜炎の疾患重症度と関連性が高いことが示唆された．アレルギー性結膜炎の症状の有無や重症度を正確に判定できる疾患バイオマーカーとして有用性が高いことが示唆された．

タクロリムス点眼薬への応答性と涙液ペリオスチン

タクロリムス点眼薬は，重症アレルギー性角結膜炎である VKC/AKC に対する点眼治療薬として有用性が認められており，本邦では VKC/AKC 治療に対する第一選択薬として臨床現場で使用されている．特に，市販後の全国調査の結果では，VKC/AKC の巨大乳頭や角膜上皮障害所見に対する症状の緩和や制御を可能にする等，高い治療効果が報告されている[16]．さらに，タクロリムス点眼薬治療の長期継続使用により，ステロイド点眼薬から離脱可能となる症例が多いことから，ステロイド性白内障や緑内障，眼感染症等の重篤な副作用の発現の可能性を低下させることが示唆されている[17]．一方で，タクロリムス単剤ではコントロール不十分な治療抵抗性の症例が少なからず存在するのが現状である．

そこで我々は，タクロリムス点眼治療を 4 週間以上継続した AKC 患者 8 名について，点眼治療前後における涙液ペリオスチン濃度を測定し，臨床所見の変化との関連性を検証した．その結果，特に巨大乳頭増殖あるいは角膜障害所見のいずれかにおいて改善がみられた 7 例については，涙液ペリオスチン濃度が低下傾向であった[15]．一方で，これらの臨床所見に改善がみられなかった 1 例では，むしろ涙液ペリオスチンは増加していた．これらのことから，涙液ペリオスチン濃度は臨床所見やタクロリムス点眼治療への応答性と関連性がある可能性が示された．今回の検討においては，症例数が少ないため，タクロリムス点眼薬治療の効果予測バイオマーカーとしての応用に

は，さらなる症例解析が必要である．将来的には，タクロリムス点眼薬治療の効果が期待できる症例を高精度に予測し，より精密な層別化医療の実現が期待できる．

おわりに

アレルギー疾患においては，分子標的薬の開発・臨床応用が進められており，治療に革新をもたらしている．分子標的薬は，標的とする分子が限定されるため，適合する患者には有効だが，すべての患者に適合があるわけではない―いわば「効く人に効く」薬剤である．これらを背景とし，分子病態の解析結果から，治療応答性を的確に判別するバイオマーカーを開発することが喫緊の課題とされている．ペリオスチンはそのなかでも特にアレルギー性炎症に関連が深い 2 型免疫反応や線維化病態において有用性が示されているバイオマーカーの 1 つである．今後もアレルギー性結膜炎を含めたさまざまな疾患において臨床応用が期待される．また，アレルギー性結膜炎においては，涙液等の炎症局所サンプルを用いることで血清に比べて感度・特異度が飛躍的に増すことが示されている．将来的な分子標的薬の登場を踏まえた患者の疾患特性の把握や，ある治療薬への効果予測のため，涙液バイオマーカーの活用の場はますます増え，副作用の軽減に寄与することが予測される．さらに，既存治療薬で治療できる患者をバイオマーカーで的確に選別することにより，アレルギー性結膜炎における "unmet medical needs" が明確にされる可能性がある．これらは，治療抵抗性症例の病態メカニズムの理解に繋がり，ひいては新薬開発に役立つことが期待される．

文 献

1) Bornstein P：Diversity of function is inherent in matricellular proteins：an appraisal of thrombospondin 1. J Cell Biol, **130**(3)：503-506, 1995.
2) Murphy-Ullrich JE, Sage EH：Revisiting the matricellular concept. Matrix Biol, **37**：1-14,

2014.

3) Gillan L, Matei D, Fishman DA, et al : Periostin secreted by epithelial ovarian carcinoma is a ligand for alpha(V)beta(3)and alpha(V)beta(5) integrins and promotes cell motility. Cancer Res, **62**(18) : 5358-5364, 2002.

4) Sidhu SS, Yuan S, Innes AL, et al : Roles of epithelial cell-derived periostin in TGF-β activation, collagen production, and collagen gel elasticity in asthma. Proc Natl Acad Sci U S A, **107**(32) : 14170-14175, 2010.

5) Masuoka M, Shiraishi H, Ohta S, et al : Periostin promotes chronic allergic inflammation in response to Th2 cytokines. J Clin Invest, **122**(7) : 2590-2600, 2012.
   Summary ペリオスチンがアトピー性皮膚炎の病態形成に重要な役割を果たしていることを，動物モデルと細胞培養系，臨床サンプルを用いて明確に証明した世界初の論文.

6) Mitamura Y, Nunomura S, Nanri Y, et al : The IL-13/periostin/IL-24 pathway causes epidermal barrier dysfunction in allergic skin inflammation. Allergy, **73**(9) : 1881-1891, 2018.

7) Taniguchi K, Arima K, Masuoka M, et al : Periostin controls keratinocyte proliferation and differentiation by interacting with the paracrine IL-1α/IL-6 loop. J Invest Dermatol, **134**(5) : 1295-1304, 2014.

8) Blanchard C, Mingler MK, McBride M, et al : Periostin facilitates eosinophil tissue infiltration in allergic lung and esophageal responses. Mucosal Immunol, **1**(4) : 289-296, 2008.

9) Noguchi T, Nakagome K, Kobayashi T, et al : Periostin upregulates the effector functions of eosinophils. J Allergy Clin Immunol, **138**(5) : 1449-1452, 2016.

10) Nunomura S, Ejiri N, Kitajima M, et al : Establishment of a Mouse Model of Atopic Dermatitis by Deleting Ikk2 in Dermal Fibroblasts. J Invest Dermatol, **139**(6) : 1274-1283, 2019.

11) Hashimoto T, Satoh T, Yokozeki H : Pruritus in ordinary scabies : IL-31 from macrophages induced by overexpression of thymic stromal lymphopoietin and periostin. Allergy, **74**(9) : 1727-1737, 2019.

12) Takayama G, Arima K, Kanaji T, et al : Periostin : a novel component of subepithelial fibrosis of bronchial asthma downstream of IL-4 and IL-13 signals. J Allergy Clin Immunol, **118**(1) : 98-104, 2006.

13) Kanemitsu Y, Matsumoto H, Izuhara K, et al : Increased periostin associates with greater airflow limitation in patients receiving inhaled corticosteroids. J Allergy Clin Immunol, **132**(2) : 305-312, 2013.

14) Corren J, Lemanske RF, Hanania NA, et al : Lebrikizumab treatment in adults with asthma. N Engl J Med, **365**(12) : 1088-1098, 2011.

15) Fujishima H, Okada N, Matsumoto K, et al : The usefulness of measuring tear periostin for the diagnosis and management of ocular allergic diseases. J Allergy Clin Immunol, **138**(2) : 459-467, 2016.
   Summary アレルギー性結膜炎患者の涙液中および組織中にペリオスチンが高発現し，重症度との相関があることを初めて示した論文.

16) Fukushima A, Ohashi Y, Ebihara N, et al : Therapeutic effects of 0.1% tacrolimus eye drops for refractory allergic ocular diseases with proliferative lesion or corneal involvement. Br J Ophthalmol, **98** : 1023-1027, 2014.

17) Yazu H, Shimizu E, Aketa N, et al : The efficacy of 0.1% tacrolimus ophthalmic suspension in the treatment of severe atopic keratoconjunctivitis. Ann Allergy Asthma Immunol, **122**(4) : 387-392, 2019.

Monthly Book

OCULISTA
オクリスタ

2019.**3**月増大号
No.
72

Brush up
眼感染症
―診断と治療の温故知新―

編集企画

江口　洋　近畿大学准教授

2019年3月発行　B5判　118頁　定価5,500円（本体5,000円＋税）

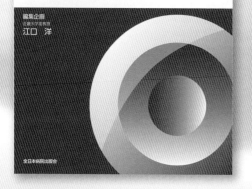

眼感染症をエキスパートが徹底解説した増大号。
主な疾患の**診断と治療**、眼感染症に関わる**最新知識**、
気になるトピックスまで幅広く網羅。
日常診療に必ず役立つ1冊です！

目次

全日本病院出版会
〒113-0033 東京都文京区本郷 3-16-4　Tel：03-5689-5989
www.zenniti.com　Fax：03-5689-8030

MB OCULI. No. 116 : 47－52, 2022

特集／眼科アレルギー疾患アップデート

デュピルマブと
アレルギー性結膜疾患

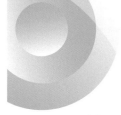

福田　憲*1　岸本達真*2

Key Words : アトピー性角結膜炎（atopic keratoconjunctivitis），抗 IL-4 受容体α抗体（anti-IL-4 receptor α antibody），アトピー性皮膚炎（atopic dermatitis），結膜炎（conjunctivitis），眼瞼炎（blepharitis），ドライアイ（dry eye）

Abstract : 近年，アトピー性皮膚炎，喘息，慢性副鼻腔炎等のアレルギー疾患の治療に，抗 IgE 抗体，抗 IL-4 受容体α抗体，抗 IL-5 抗体等の種々の生物学的製剤が用いられるようになった．これらの生物学的製剤は皮下注射等の全身投与の薬剤が多く，眼にも影響を及ぼすと考えられる．そのなかで抗 IL-4 受容体α抗体であるデュピルマブは，アトピー性皮膚炎患者に投与すると結膜炎・眼瞼炎・ドライアイ等の副反応としての眼症状が生じることが報告されている．喘息や慢性副鼻腔炎等の患者にデュピルマブを投与しても眼症状の副作用の頻度の上昇は報告されていない．一方で，デュピルマブの投与によりアトピー性角結膜炎の巨大乳頭や角膜病変が改善した症例も報告されている．その作用機序や副作用のメカニズムは未だ明らかになっていないが，春季カタルやアトピー性角結膜炎での炎症のタイプ・Th1/Th2 バランスが影響していると考えられる．

はじめに

　近年，アトピー性皮膚炎，喘息，慢性副鼻腔炎等のアレルギー疾患の治療に，抗IgE抗体，抗IL-4受容体α抗体，抗IL-5抗体等の種々の生物学的製剤が用いられるようになった．これらの生物学的製剤は皮下注射等の全身投与の薬剤が多く，眼にも種々の影響を及ぼすと考えられる．アレルギー性結膜疾患にもⅠ型アレルギー反応・2型炎症・好酸球性炎症がその病態に関与しているため，これらの生物学的製剤の全身投与はアレルギー性結膜疾患に対しても有益な作用をもたらすと考えられる．これらの抗体製剤の投与によって，アレルギー性結膜疾患の改善が報告される一方で，予想していなかった副反応としての眼症状

も報告されている．本稿では，抗 IL-4 受容体α抗体であるデュピルマブの眼への作用について概説する．

アレルギー性結膜疾患の病態

　アレルギー性結膜疾患はⅠ型アレルギー反応が関与し，マスト細胞の脱顆粒により結膜充血や眼掻痒感等の眼症状が生じる．またTh2細胞から産生されるIL-4，IL-5，IL-13等のTh2サイトカインによって2型炎症・好酸球炎症が生じて，春季カタル（VKC）やアトピー性角結膜炎（AKC）での巨大乳頭や角膜病変の形成に関与すると考えられてきた．近年ではこれらの古典的な獲得免疫反応に加えて，IgEの関与しない自然免疫反応も病態に関与することが明らかとなってきた．すなわち傷害された角結膜上皮から放出されるアラーミン（IL-33, TSLP等）がIgEを介さずに直接マスト細胞や2型自然リンパ球（innate lymphoid cell：

*1 Ken FUKUDA, 〒783-8505　南国市岡豊町小蓮　高知大学医学部眼科学講座，准教授
*2 Tatsuma KISHIMOTO, 同，助教

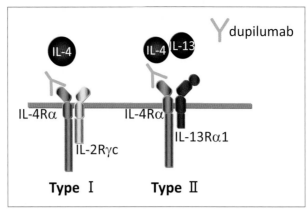

図 1. 角膜実質細胞における IL-4/IL-13 受容体
IL-4/IL-13 受容体は IL-4 受容体α鎖（IL-4Rα），IL-2 受
容体γc 鎖（IL-2Rγc）からなる I 型受容体と，IL-4Rα と
IL-13 受容体α1 鎖（IL-13Rα1）からなる II 型受容体から
構成される．デュピルマブは共通する IL-4Rα を阻害す
ることで，IL-4/IL-13 両者のシグナル伝達を阻害する．

ILC）を活性化して好酸球炎症が増悪することが
明らかとなり[1]，2021 年に改訂されたアレルギー
性結膜疾患診療ガイドラインにも記載された．

アレルギー性結膜疾患における IL-4/IL-13 の役割

IL-4/IL-13 は結膜において，Th2 細胞，マスト
細胞，ILC2 細胞等から分泌される．IL-4 や IL-13
は免疫細胞のみならず，角結膜の構成細胞にも作
用してアレルギー炎症の増悪に関与する．上皮細
胞に対しては，タイトジャンクションを構成する
蛋白の発現を抑制してバリア機能を低下させる．
角膜実質細胞に対しては，障害された上皮細胞等
から分泌されるアラーミン（IL-1α 等）等と共同し
て eotaxin や TARC 等のケモカインや接着分子で
ある VCAM-1 の発現を促進する[1)2)]．結果として
角膜への好酸球の浸潤を促進し，角膜傷害を増悪
させる．IL-4/IL-13 は結膜の線維芽細胞に対して
は，ケモカインを産生させるのみならず，線維芽
細胞の増殖促進，アポトーシスの抑制，遊走の促
進をすることで，線維芽細胞の増生に作用する．
またコラーゲンやフィブロネクチン等の細胞外マ
トリックスの産生を促進し，細胞外マトリックス
を分解するマトリックスメタロプロテアーゼ
（MMP）の産生を抑制することで，細胞外マト
リックスが沈着する方向へ作用する．これらの作
用で巨大乳頭の形成に関与すると考えられる[3)]．

IL-4/IL-13 受容体は IL-4 受容体α鎖と IL-2 受
容体γc 鎖からなる I 型受容体と，IL-4 受容体α鎖
と IL-13 受容体α1 鎖からなる II 型受容体から構
成される．IL-4 と IL-13 は IL-4 受容体α鎖を共有
する[4)]ために，これらの 2 つのサイトカインは多
くの同じ生物学的な作用を示す．またこのデュピ
ルマブは IL-4 受容体α鎖を阻害することで，IL-4
と IL-13 の両者を阻害する（図 1）．

眼表面における IL-4/IL-13 のもう 1 つの重要な
恒常的役割として，結膜杯細胞からのムチン分泌
の維持が挙げられる．IL-13 は，以前より結膜杯
細胞の増殖とムチン産生の促進作用が知られてい
たが[5)]，近年の *in vitro* の研究により，IL-13 だけ
でなく IL-4 もこれらに寄与していることが明ら
かになった[6)]．

デュピルマブの投与による副作用としての眼症状

デュピルマブは現在アトピー性皮膚炎，喘息，
鼻茸を伴う慢性副鼻腔炎に対して保険収載されて
いる．これらの疾患に対する臨床治験において，
アトピー性皮膚炎の治験でのみ副作用としての眼
症状が高率に生じることが報告された．臨床治験
のデータをまとめた論文において，プラセボ投与
群に比してデュピルマブ投与群のほうが高率に結
膜炎が生じ，皮膚炎の重症度や結膜炎の既往等が
結膜炎の発生頻度と関連することが明らかとなっ

た[7)8)]. 結膜炎の多くの症例は重症ではなく点眼にて治療可能で，デュピルマブを中止することなく試験期間中に消失し，結膜炎および角膜炎によりデュピルマブを中止した患者は2名のみであった．デュピルマブの上市後に報告された実臨床データの系統的レビューおよびメタ解析では，結膜炎の発症率は報告により約10〜70％と差があるが，合計すると26.1％と臨床試験での報告よりやや高い発症率であったと報告されている[9)].

　アトピー性皮膚炎患者におけるデュピルマブ投与に伴う眼症状は，結膜炎以外に眼瞼炎，角膜炎，ドライアイ等さまざまな症状が報告されている[10)]. 結膜炎の患者では，眼刺激感，異物感，眼の痒み，流涙，乾燥等の自覚症状があり，結膜充血（図2），濾胞性結膜炎，輪部の腫脹，眼瞼炎等の所見が観察される．我々は結膜に増殖性病変を形成した症例も経験した[11)]. デュピルマブ投与による角膜炎の多くは点状角膜炎等の軽症であるが[10)12)]，角膜穿孔を伴う重症の角膜潰瘍の2例も報告されている[13)]. デュピルマブによる角膜潰瘍の機序が免疫学的かあるいは病原微生物等によるか等はまだ明らかとなっていない．角膜穿孔は失明の可能性のある重篤な病態であり，アトピー性皮膚炎患者では稀に角膜移植後に急速に角膜融解をきたすことも知られており，この病態との関連・類似性等も今後明らかにする必要がある．さらにデュピルマブによるIL-4/IL-13シグナルの阻害は，杯細胞数および分泌型ムチンを減少させると考えられる．実際に，デュピルマブを投与されたアトピー性皮膚炎患者の約4％に有害事象としてドライアイが報告されており，結膜での杯細胞の減少[14)]や涙液中のMUC5AC濃度の低下[15)]も報告されている．さらにデュピルマブ関連結膜炎の患者において，デュピルマブ中止後に結膜の杯細胞が再度増加すること[16)]，つまりデュピルマブによる杯細胞の減少は可逆的であることが示唆されている．

　治療は，一般に結膜炎は中等度までで，ステロイド点眼薬や免疫抑制点眼薬で治療できることが

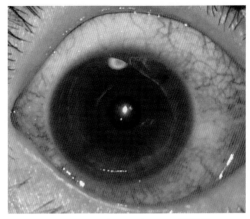

図 2. デュピルマブによる結膜炎
本症例はデュピルマブを投与して数時間で
著明な結膜充血と眼掻痒感をきたした．

多く，デュピルマブを中止する症例は少ない[17)18)]. ドライアイを伴う非特異的結膜炎は，温罨法や人工涙液で治療できたとも報告されている[12)].

　臨床試験における有害事象は主に皮膚科医等の眼科医以外の治験責任医師が診断している．したがってデュピルマブ投与前の眼の状態が不明で，試験対象者が重症で難治性のアトピー性皮膚炎の患者のため，デュピルマブ投与前からあったAKCが悪化したのか，デュピルマブ投与開始後に新たに発症したのかが不明である．Maudinetらは，AD患者の64％がデュピルマブ投与開始前に眼瞼炎，結膜炎，角膜上皮病変等の未診断の眼表面の異常を有していたこと，デュピルマブ投与開始前に眼科の診察を受けた患者においてはデュピルマブによるとされる結膜炎の発症率が低下したことを報告している[12)]. したがって，デュピルマブによる眼症状の実際の頻度や機序を明らかにするためには，今後眼科医によるデュピルマブ投与前からの前向き研究が必要である．

デュピルマブの投与による
アトピー性角結膜炎の治療効果

　デュピルマブによる副作用としての眼症状が数多く報告されている一方で，我々はデュピルマブによって改善したAKCの2症例を経験した[19)]. 1例はアトピー性皮膚炎の治療でデュピルマブ投与開始時に眼科に紹介された．両眼の上眼瞼に巨大

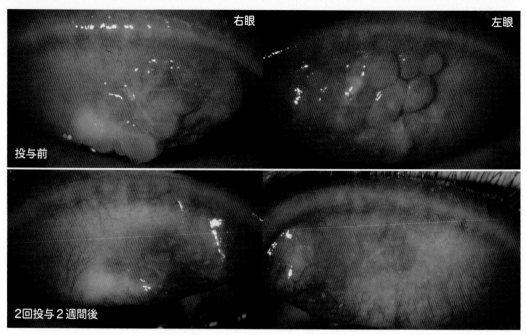

右眼　　　　　　　　　　　　　　　　　　　　左眼

投与前

2回投与2週間後

図 3. デュピルマブによる巨大乳頭の消退
デュピルマブ投与前に両眼の上眼瞼結膜に巨大乳頭があった AKC の症例(a).
デュピルマブを 2 回投与することで, 巨大乳頭は速やかに消退した(b).
（文献 21 より許可を得て転載）

a
―
b

乳頭がみられたが, デュピルマブの 2 回の注射に
より急速に巨大乳頭は消退した(図 3). もう 1 例
は 0.1％タクロリムス点眼と 0.1％リン酸ベタメ
タゾン点眼による薬物療法に加え巨大乳頭切除術
を 2 回行うも, 結膜巨大乳頭がすぐに再発し, 角
膜病変も改善しない難治例の AKC の症例であっ
た. アトピー性皮膚炎に対しデュピルマブによる
治療が開始される同時期に 3 回目の巨大乳頭切除
術を施行したところ, 巨大乳頭の再燃はみられず
角膜病変も改善した(図 4). 現在米国では AKC
に対するデュピルマブの Phase Ⅱ の臨床治験
（NCT04296864)が行われており, 今後治療効果の
エビデンスが示されると思われる.

デュピルマブの眼への作用機序

　デュピルマブは何故, 症例によって副作用とし
ての眼症状を生じたり, 治療効果があったりする
のかの機序は明らかとなっていない. 治療効果が
あった症例においては, これまで VKC の病態と
して考えられていた通り IL-4/IL-13 を主体とし
た 2 型炎症が優位で, デュピルマブにより活動性

が抑制されたと考えられる. AKC 患者では, IL-
4/IL-13 が優位な炎症の症例と IFN γが優位な炎
症の症例が同程度いることが報告されており[20],
もともとの炎症が 1 型か 2 型かによって, 副作用
なのか治療効果として出るのかが異なるのかもし
れない. 巨大乳頭を伴う症例と, 伴わない慢性結
膜炎の症例では, 病態が異なることも予想され
る. 副作用としてのドライアイは, IL-4/IL-13 の
杯細胞・ムチン産生の作用を考えると, これらの
シグナルを阻害することで杯細胞や MUC5AC の
減少は直接的な作用として考えられる. デュピル
マブによる結膜炎患者の結膜では IFN-γ や IL-
17A を発現する炎症細胞が浸潤していることが報
告されている[21]. また IFN-γ は杯細胞の増殖を阻
害するが, AKC では杯細胞や MUC5AC が減少し
ていることも報告されており[22], AKC ではやはり
IFN-γ が優位な症例も多いと考えられる. もとも
と IFN-γ が優位な AKC 症例に, さらにデュピル
マブにより 2 型炎症が阻害されると, さらに IFN-
γ・1 型炎症が優位な結膜炎やドライアイが増悪
していることも推察できる.

デュピルマブ投与前	デュピルマブ投与3か月

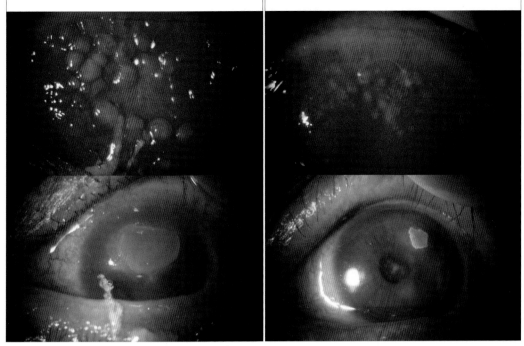

a│b

図 4. デュピルマブによる巨大乳頭および角膜病変の改善
タクロリムス点眼，ステロイド点眼および 2 回の巨大乳頭切除にも巨大乳頭が再発し
角膜病変も改善しない難治性の AKC の症例(a)に対し，3 回目の巨大乳頭切除術と同
時期にデュピルマブによる治療が開始され，結膜・角膜所見ともに改善した(b).
（文献 21 より許可を得て転載）

終わりに

　デュピルマブの投与によりアトピー性皮膚炎患者にのみ副作用としての眼症状が生じることは，皮膚科医はもちろんのこと眼科医にとっても驚きであった．アレルギー疾患は多くの疾患が 2 型炎症優位と考えられてきたが，デュピルマブの投与により AKC にも 1 型炎症が優位な病態の疾患群も含まれることが明らかとなりつつある．また我々は副鼻腔炎に対して投与されたデュピルマブにより IgG4 関連眼疾患が改善した症例も経験した[23]．今後他のアレルギー疾患に対して新たな治療薬が次々と上市される予定であるが，多くの生物学的製剤は全身投与であり，それぞれの抗体製剤の眼への作用も明らかとなってくると考えられる．予想しない眼副作用や，治療効果等によりさらに眼アレルギーやサイトカインの役割が明らか

になることが期待される．そのためにも，これらの新しい抗体製剤の投与前後での眼科と他科との連携が今後より一層重要である．

文 献

1) Fukuda K, Ishida W, Kishimoto T, et al：Role of Damage-Associated Molecular Patterns(DAMPs/Alarmins) in Severe Ocular Allergic Diseases. Cells, **11**：1051, 2022.

2) Kumagai N, Fukuda K, Fujitsu Y, et al：Role of structural cells of the cornea and conjunctiva in the pathogenesis of vernal keratoconjunctivitis. Prog Retin Eye Res, **25**：165-187, 2006.

3) Fukuda K, Kumagai N, Fujitsu Y, et al：Fibroblasts as local immune modulators in ocular allergic disease. Allergol Int, **55**：121-129, 2006.

4) Fukuda K, Fujitsu Y, Kumagai N, et al：Characterization of the interleukin-4 receptor complex in human corneal fibroblasts. Invest Ophthalmol

Vis Sci, **43**：183-188, 2002.

5) Tukler Henriksson J, Coursey TG, Corry DB, et al：IL-13 Stimulates Proliferation and Expression of Mucin and Immunomodulatory Genes in Cultured Conjunctival Goblet Cells. Invest Ophthalmol Vis Sci, **56**：4186-4197, 2015.

6) Hansen PM, Tollenaere MAX, Hedengran A, et al：IL-4 and IL-13 both contribute to the homeostasis of human conjunctival goblet cells in vitro. Allergy, **77**：2555-2558, 2022.

7) Akinlade B, Guttman-Yassky E, de Bruin-Weller M, et al：Conjunctivitis in dupilumab clinical trials. Br J Dermatol, **181**：459-473, 2019.
Summary デュピルマブの臨床治験における結膜炎をまとめた論文.

8) Bansal A, Simpson EL, Paller AS, et al：Conjunctivitis in Dupilumab Clinical Trials for Adolescents with Atopic Dermatitis or Asthma. Am J Clin Dermatol, **22**：101-115, 2021.

9) Halling AS, Loft N, Silverberg JI, et al：Real-world evidence of dupilumab efficacy and risk of adverse events：A systematic review and meta-analysis. J Am Acad Dermatol, **84**：139-147, 2021.

10) Wang Y, Jorizzo JL：Retrospective analysis of adverse events with dupilumab reported to the United States Food and Drug Administration. J Am Acad Dermatol, **84**：1010-1014, 2021.

11) Fukuda K, Ishida W, Kishimoto T, et al：Development of conjunctivitis with a conjunctival proliferative lesion in a patient treated with dupilumab for atopic dermatitis. Allergol Int, **68**：383-384, 2019.

12) Maudinet A, Law-Koune S, Duretz S, et al：Ocular Surface Diseases Induced by Dupilumab in Severe Atopic Dermatitis. Ophthalmol Ther, **8**：485-490, 2019.

13) Phylactou M, Jabbour S, Ahmad S, et al：Corneal Perforation in Patients Under Treatment With Dupilumab for Atopic Dermatitis. Cornea, **41**：981-985, 2022.

14) Bakker DS, Ariens LFM, van Luijk C, et al：Goblet cell scarcity and conjunctival inflammation during treatment with dupilumab in patients with atopic dermatitis. Br J Dermatol, **180**：1248-1249, 2019.

15) Barnett BP, Afshari NA：Dupilumab-Associated Mucin Deficiency（DAMD）. Transl Vis Sci Technol, **9**：29, 2020.

16) Voorberg AN, den Dunnen WFA, Wijdh RHJ, et al：Recurrence of conjunctival goblet cells after discontinuation of dupilumab in a patient with dupilumab-related conjunctivitis. J Eur Acad Dermatol Venereol, **34**：e64-e66, 2020.

17) Agnihotri G, Shi K, Lio PA：A Clinician's Guide to the Recognition and Management of Dupilumab-Associated Conjunctivitis. Drugs R D, **19**：311-318, 2019.

18) Wollenberg A, Ariens L, Thurau S, et al：Conjunctivitis occurring in atopic dermatitis patients treated with dupilumab-clinical characteristics and treatment. J Allergy Clin Immunol Pract, **6**：1778-1780 e1771, 2018.

19) Fukuda K, Ebihara N, Kishimoto T, et al：Amelioration of conjunctival giant papillae by dupilumab in patients with atopic keratoconjunctivitis. J Allergy Clin Immunol Pract, **8**：1152-1155, 2020.
Summary デュピルマブ投与により眼症状が改善したアトピー性角結膜の症例報告.

20) Leonardi A, Fregona IA, Plebani M, et al：Th1- and Th2-type cytokines in chronic ocular allergy. Graefes Arch Clin Exp Ophthalmol, **244**：1240-1245, 2006.

21) Bakker DS, Ter Linde JJM, Amini MM, et al：Conjunctival inflammation in dupilumab-treated atopic dermatitis comprises a multicellular infiltrate with elevated T1/T17 cytokines：A case series study. Allergy, **76**：3814-3817, 2021.

22) Dogru M, Okada N, Asano-Kato N, et al：Atopic ocular surface disease：implications on tear function and ocular surface mucins. Cornea, **24**：S18-S23, 2005.

23) Nakajima I, Taniguchi Y, Tsuji H, et al：Therapeutic potential of the interleukin-4/interleukin-13 inhibitor dupilumab for treating IgG4-related disease. Rheumatology（Oxford）, **61**：e151-e153, 2021.

MB OCULI. No. 116：53－60, 2022

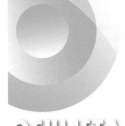

特集／眼科アレルギー疾患アップデート

舌下免疫療法・オマリズマブの花粉症結膜炎への効果

後藤　穣*

OCULISTA

Key Words：アレルギー性結膜炎(allergic conjunctivitis)，アレルギー性鼻炎(allergic rhinitis)，花粉症(pollinosis)，舌下免疫療法(sublingual immunotherapy)，抗 IgE 抗体療法(anti-IgE antibody therapy)

Abstract：アレルギー性鼻炎とアレルギー性結膜炎は類縁疾患という概念以上に共通点が多いと考えられる．病態や診断手技，疫学等をみてもそれぞれの臓器に発現しているＩ型アレルギー疾患であると考えられる．臓器特異性があるため，治療薬や治療法に若干の異なる点はあるものの，根底にあるアレルギー病態を考えると共通する治療法によって症状を制御できるはずである．

アレルゲン免疫療法は舌下免疫療法の登場で幅広い年齢層に普及が進んでおり，唯一の根治療法である．抗 IgE 抗体療法は薬物療法の１つだが，従来の薬剤と異なり IgE を介するアレルギー病態を早いステージから制御する効果が期待できる．どちらの治療法もアレルギー性鼻炎に伴うアレルギー性結膜炎においても有用性が証明されており，眼症状に対する治療法として今一度見直していただければ幸いである．

はじめに

我が国ではアレルギー性鼻炎(花粉症)とアレルギー性結膜炎は合併率が高いものの，耳鼻咽喉科医，眼科医がそれぞれ個別に診療しているケースが多い．一方諸外国ではアレルギー性鼻結膜炎という病名が広く用いられており，本邦の医療環境と異なる点としてアレルギー医が両疾患の診療にあたる場合が多いことを示している．

アレルギー性鼻炎とアレルギー性結膜炎は類縁疾患という概念以上に共通点が多いと考えられる．病態や診断手技，疫学等をみてもそれぞれの臓器に発現しているＩ型アレルギー疾患であると考えられる．臓器特異性があるため，治療薬や治療法に若干の異なる点はあるものの，根底にあるアレルギー病態を考えると共通する治療法によっ

て症状を制御できるはずである．

本稿では，眼科の先生方にはあまり馴染みがないと思われるアレルゲン免疫療法，抗 IgE 抗体療法等の鼻症状，眼症状に対する効果を解説したい．

アレルゲン免疫療法(特に舌下免疫療法)

アレルゲン免疫療法はＩ型アレルギー疾患に対する唯一の根治療法である．舌下免疫療法は簡便で安全に治療できるので，小児～成人まで近年普及している治療法の１つである(表 1)．長期寛解や治癒を期待できる治療法であり，喘息の発症予防効果や新規抗原感作を抑制する効果も期待されており，いわゆるアレルギー疾患の自然史を修飾する効果があると報告されている(表 2)．アレルギー性鼻炎領域においては，我が国の皮下免疫療法がスタートした 1960 年代から積極的に治療選択肢の１つとして位置づけられてきた．アレルギー性鼻炎にアレルギー性結膜炎が合併すること

* Minoru GOTOH，〒206-8512　多摩市永山 1-7-1
日本医科大学多摩永山病院耳鼻咽喉科，准教授

表 1. 舌下免疫療法の特徴

- **全身性副反応が極めて少ない**
  - ショックを起こさない
- **注射ではないので自宅で投与できる**
  - 疼痛がない
  - 通院回数が減る
- **日本では**
  - スギ舌下液は 2014 年 10 月発売
  - ダニは 2015 年秋発売(2 製剤)
  - 2018 年ダニ小児適応拡大
  - スギ舌下錠は 2018 年 6 月発売
  - ダニ・スギの併用療法

表 2. アレルゲン免疫療法の意義

	対症療法	アレルゲン免疫療法
アレルギー症状の改善	☑	☑
アレルギー自然史への介入(免疫寛容の誘導)	—	☑
対症薬物使用量の減量	—	☑
治療効果の持続(治療終了後)	—	☑
喘息の発症予防	—	☑
新規アレルゲンに対する感作予防	—	☑

- 日本耳鼻咽喉科免疫アレルギー学会, 鼻アレルギー診療ガイドライン作成委員会. 鼻アレルギー診療ガイドライン 2020 年版(改訂第 9 版)
- 日本アレルギー学会. スギ花粉症におけるアレルゲン免疫療法の手引き(改訂版)
- 日本アレルギー学会. ダニアレルギーにおけるアレルゲン免疫療法の手引き(改訂版)

表 3. 総合眼症状薬物スコア・眼症状スコア・眼症状の薬物スコア

評価基準
- 総合眼症状薬物スコア(0〜9 点)

下記, 眼症状スコア(眼症状 2 項目のスコア)および眼症状の薬物スコア(レスキュー薬 1 項目のスコア)の合計

- 眼症状スコア

眼症状	3 点	2 点	1 点	0 点
眼の痒み	痒くてたまらない	かなり痒い	少し痒い	気にならない
涙目	涙で物事が手につかない	涙がかなり出る	涙は出るが物事にあまり差し支えがない	支障がない

- 眼症状の薬物スコア

レスキュー薬*	3 点	0 点
ケトチフェンフマル酸塩点眼液	使用あり	使用なし

＊スギ花粉症による耐えがたい症状が発現した場合, 使用できる薬剤

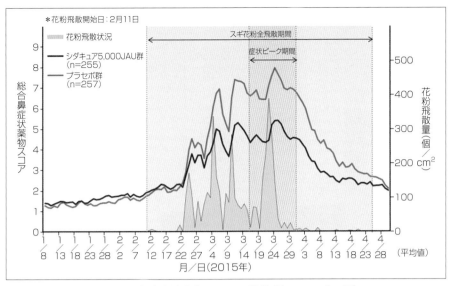

図 1. 総合鼻症状薬物スコアの推移（第1シーズン目）

（文献1より）

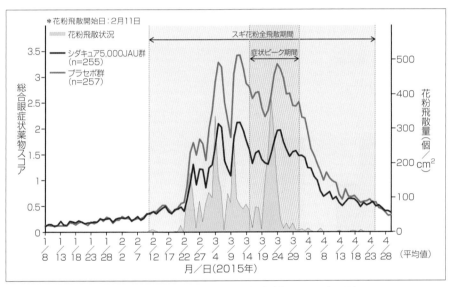

図 2. 総合眼症状薬物スコアの推移（第1シーズン目）

（文献1より）

は知られており，そのため新規薬剤の臨床試験においても治療評価項目の1つに眼症状に対する評価項目が必ず含まれている．

2014年に本邦で全く新しい治療法としてスギ花粉症に対する舌下免疫療法治療薬（シダトレン®）が市販された．その後2018年には舌下錠（シダキュア®）が市販され高用量のアレルゲンを含む治療薬が使用可能になり，維持量として従来の2.5倍のアレルゲンを投与できるようになった．

スギ舌下錠による有効性はどうしても鼻症状についてのものがクローズアップされているが，眼症状に対しても有効性が高いことが臨床試験で証明されている．臨床試験での評価方法は表3のとおりである．まず鼻症状においては，治療開始直後の1シーズン目にプラセボと比較し約30％の症状薬物スコアの減少を認めた（図1）[1]．注目の眼症状はプラセボと比較し約40％の症状薬物スコアの減少を認める結果だった（図2）．レスキュー薬を

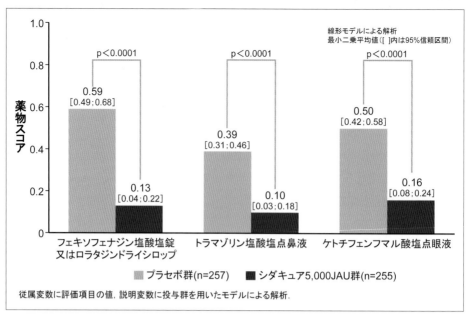

図 3. 症状ピーク期間における各薬物スコアの比較(第 1 シーズン目)
(鳥居薬品社内資料:承認時評価資料(TO-206 国内第Ⅱ/Ⅲ相臨床試験)より)

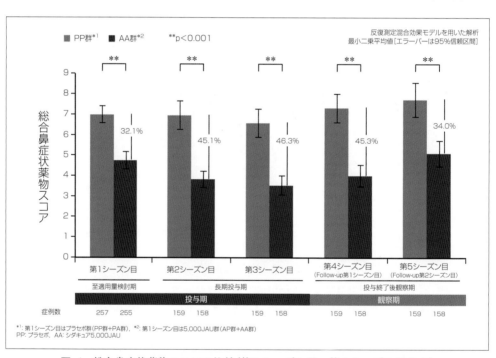

図 4. 総合鼻症状薬物スコアの比較(第 1 シーズン目〜第 5 シーズン目まで)

(文献 2 より)

使用した頻度も実薬では有意に少なかった(図3).症状薬物スコアの減少量に着目すると眼症状のほうが鼻症状よりもよく抑制されたことがわかる.臨床試験の性格上,結膜所見は評価できず自覚症状のみが評価項目になっているが,点眼薬だけで制御できないスギ花粉症アレルギー性結膜炎に対

しては積極的に治療選択肢の1つとして考慮すべき治療法と考えられる.

アレルゲン免疫療法の利点として,治療終了後にも効果が持続することが示されている.スギ舌下錠も治療終了後2年後の花粉シーズンにおいても有意に症状を低く抑えることが確かめられてい

る（図4）[2]．3～5年間の長期間治療が必要ではあるが，その結果，数年間も効果が続くことは対症療法である薬物療法とは明確に異なる点である．

我が国のアレルギー性鼻炎はスギ花粉とダニが2大原因アレルゲンである．舌下免疫療法もスギ花粉とダニについて舌下錠による治療が可能である．このとき，2剤の併用療法はどのようにすれば安全なのか検証が必要と考えた．そこで舌下免疫療法に精通した耳鼻咽喉科医が勤務する施設を中心に3か月間の多施設共同研究を立案した[3]．投与間隔は5分以内というスケジュールだった．5分ちょうどではなく5分以内にしたのは，実臨床に即して厳格な時間設定をあえてしなかったという理由がある．まずはじめの1か月間はスギまたはダニ舌下錠を単独で投与開始する．2～3か月目は2剤を併用するというスケジュールだった．このとき副反応の発現頻度や重症度に変化がないのか評価した．結果的にはそれぞれを単独で投与する場合と比較して併用期間に副反応が増えたり，重症化したりするという結果を認めなかった．この研究では安全性のみを評価しており有効性については検討していないが，通年性アレルギー性結膜炎とスギ花粉症によるアレルギー性結

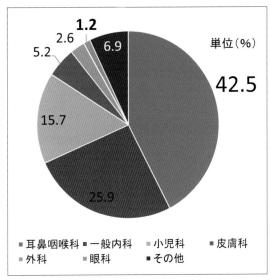

図 5. スギ舌下免疫療法の診療科別実施施設数構成比（2021年3月）

（製薬企業より提供）

膜炎を合併している症例に対しても2剤を併用することによって1年を通じた治療計画を立てることが可能になった．

以上のように舌下免疫療法は眼症状に対しても鼻症状と同様に有益な治療法の1つである．製薬企業から提供された診療科別の処方施設をみると耳鼻咽喉科，内科，小児科が多く，眼科は少数だった（図5）．この特集を機会に今一度アレル

表 4. 投与対象となる患者

> 季節性アレルギー性鼻炎の治療に際し，患者自身による原因花粉抗原の除去と回避も重要であることを患者に指導すること．また，本剤を含む薬物療法は対症療法であるが，アレルゲン免疫療法（減感作療法）は長期寛解も期待できる治療であることから，患者が長期展望に立った治療法を選択できるよう，季節性アレルギー性鼻炎の治療選択肢について患者に十分に説明すること．
>
> **【患者選択について】**
> 投与の要否の判断にあたっては，以下に該当する患者であることを確認する．
> ・鼻アレルギー診療ガイドラインを参考にスギ花粉による季節性アレルギー性鼻炎の確定診断がなされている
> ・本剤初回投与前のスギ花粉抗原に対する血清特異的 IgE 抗体がクラス3以上（FEIA 法で3.5 UA/mL 以上又は CLEIA 法で13.5 ルミカウント以上）である
> ・過去にスギ花粉抗原の除去と回避を行った上で，医療機関において鼻アレルギー診療ガイドラインに基づき，鼻噴霧用ステロイド薬及びケミカルメディエーター受容体拮抗薬による治療を受けたものの，**コントロール不十分な鼻症状**[注1]が1週間以上持続したことが診療録，問診等で確認できる
> ・12歳以上で，体重及び初回投与前血清中総 IgE 濃度が投与量換算表で定義される基準を満たす
> ・投与開始時点において，季節性アレルギー性鼻炎とそれ以外の疾患が鑑別され，本剤の投与が適切な季節性アレルギー性鼻炎であると診断されている
> （注1）くしゃみ，鼻汁及び鼻閉のすべての症状が発現し，かつ，そのうち1つ以上の症状について，**鼻アレルギー診療ガイドラインに基づく程度が＋＋＋以上であること．**
>
> 保医発1211第2号　令和元年12月11日

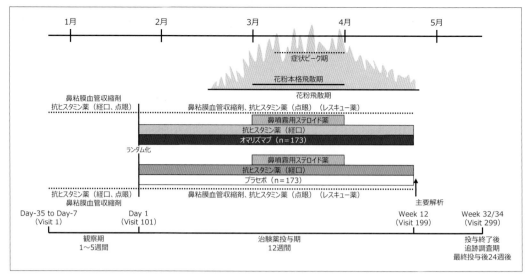

図 6. 試験デザイン

（文献 4 より）

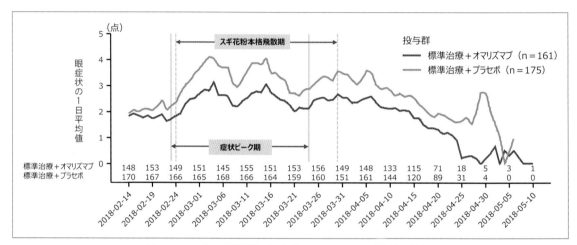

図 7. スギ花粉飛散期の眼症状スコアの 1 日平均値の推移

（文献 4 より）

ギー性結膜炎に対する舌下免疫療法の活用をご検討いただければと期待している.

抗 IgE 抗体療法

抗 IgE 抗体(オマリズマブ)は，2009 年以降気管支喘息や慢性蕁麻疹には適応が認められていたが，2019 年にアレルギー性鼻炎(花粉症)に対して適応追加された. 諸外国では鼻炎単独に使用することが今でも認められていないが，これはスギ花粉症の重症度の高さを裏付けているともいえる. 抗 IgE 抗体をスギ花粉症に治療に用いる場合は，いくつかの制限がある. 抗ヒスタミン薬と鼻噴霧

ステロイド薬による標準的治療を行っても，なお重症または最重症の症状があるスギ花粉症に対してのみ投与可能である. 体重と血清総 IgE 抗体値によって投与量を算出するので，患者の医療費負担もそれに伴って異なってくる. 詳細は最適使用推進ガイドラインや保険診療上の留意事項をご確認していただきたい(表 4).

スギ花粉症は極めて重症な症例が多く，花粉飛散シーズンの QOL や労働生産性にも悪影響が出ることがこれまでにも指摘されてきた. 国内で実施した臨床試験では鼻・眼症状スコアの変化だけではなく，QOL，労働生産性に改善があるのかそ

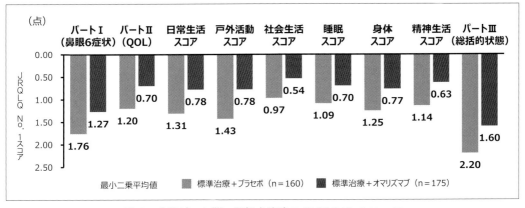

図 8. 症状ピーク期の評価来院時の JRQLQ No. 1 スコア

(文献 4 より)

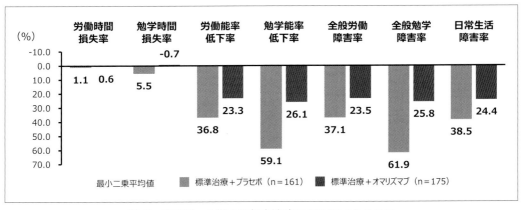

図 9. 症状ピーク期の評価来院時の WPAI-AS スコア

(文献 4 より)

れぞれの質問票を用いて評価した[4]．この臨床試験は参加者の組入れが極めて困難なものになった．最重症，重症のスギ花粉症患者で，標準治療をしてもなお重症以上の参加者を集めることが非常に難しかった．通常のスギ花粉症に対する臨床試験と比較しても類を見ない試験ということができる（図 6）．

このような条件のなかでスギ花粉飛散期に症状薬物スコアを鼻症状だけでなく眼症状でも確実に抑制していることが示された（図 7）．さらに花粉飛散期の QOL の悪化を最小限にし，労働効率，学習効率の低下も縮小している結果だった（図 8, 9）．

現在，花粉症に対して抗 IgE 抗体を治療に用いているのは耳鼻咽喉科，内科，小児科が多いというデータがある（図 10）．抗 IgE 抗体療法も従来の薬物療法では制御できない結膜炎治療の選択肢になりうるものと考えられる．

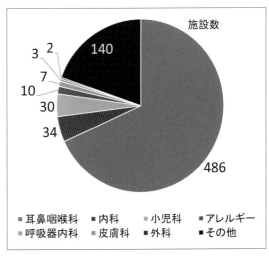

図 10. ゾレア®の診療科別実施状況

(製薬企業より提供)

おわりに

　アレルギー性鼻炎・花粉症では薬物療法，手術療法，アレルゲン免疫療法の3つの選択肢がある．実臨床においては重症度等によっていくつかの治療法を効果的に組み合わせて治療する．アレルゲン免疫療法は舌下免疫療法の登場で幅広い年齢層に普及が進んでおり，唯一の根治療法である．抗IgE抗体療法は薬物療法の1つだが，従来の薬剤と異なりIgEを介するアレルギー病態を早いステージから制御する効果が期待できる．どちらの治療法もアレルギー性鼻炎に伴うアレルギー性結膜炎においても有用性が証明されており，眼症状に対する治療法として今一度見直していただければ幸いである．

文　献

1) Gotoh M, Yonekura S, Imai T, et al：Long-Term Efficacy and Dose-Finding Trial of Japanese Cedar Pollen Sublingual Immunotherapy Tablet. J Allergy Clin Immunol Pract, **7**(4)：1287-1297, 2019.
　Summary　スギ舌下錠の有効性を確かめた最初の報告である．
2) Yonekura S, Gotoh M, Kaneko S, et al：Disease-Modifying Effect of Japanese Cedar Pollen Sublingual Immunotherapy Tablets. J Allergy Clin Immunol Pract, **9**(11)：4103-4116, 2021.
　Summary　治療終了後も効果が持続することを報告した論文である．
3) Gotoh M, Okubo K, Yuta A, et al：Safety profile and immunological response of dual sublingual immunotherapy with house dust mite tablet and Japanese cedar pollen tablet. Allergol Int, **69**(1)：104-110, 2020.
　Summary　スギ，ダニ舌下錠の併用方法の安全性に関する報告である．
4) Okubo K, Okano M, Sato N, et al：Add-On Omalizumab for Inadequately Controlled Severe Pollinosis Despite Standard-of-Care：A Randomized Study. J Allergy Clin Immunol Pract, **8**(9)：3130-3140, 2020.

MB OCULI. No. 116 : 61－68, 2022

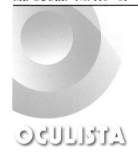

特集／眼科アレルギー疾患アップデート

花粉症研究用スマホアプリ「アレルサーチ®」を用いた鼻症状と眼症状の多様性の解明

猪俣武範*

Key Words ： 花粉症(hay fever)，アレルギー性結膜炎(allergic conjunctivitis)，アレルギー性鼻炎(allergic rhinitis)，モバイルヘルス(mobile health：mHealth)，スマートフォンアプリケーション(smartphone application)，層別化(stratification).

Abstract ：花粉症は世界の 10～40％の人が罹患する最も多い免疫アレルギー性疾患であり，今後も増加する．花粉症の症状はアレルギー性結膜炎，アレルギー性鼻炎，花粉皮膚炎等，多臓器にわたる．しかしながら，臓器横断的な病態理解は進んでおらず，花粉症における鼻症状と眼症状の発現の多様性は未だ解明されていない．我々は，花粉症研究用スマートフォンアプリケーション「アレルサーチ®」で収集した花粉症関連健康ビッグデータを用いて，これまで収集することが難しかった花粉症患者のアレルギー性鼻炎とアレルギー性結膜炎の多様な症状を包括的に解析した．その結果，花粉症の多様な症状の視覚化と，アレルギー性鼻炎とアレルギー性結膜炎の併発に関連する因子を明らかにした．スマートフォンアプリケーションによる個々人に対する多様な症状の発現に応じた介入は花粉症の診療の質の向上に有効な可能性がある．

はじめに

　花粉症は世界の 10～40％の人が罹患する最も多い免疫アレルギー性疾患であり，今後も増加する[1)～3)]．花粉症は医療機関に受診が多い疾患の1つであり，医療費増加に影響を与えている[4)]．さらに花粉症の症状による生活の質(quality of life：QoL)や労働生産性低下による経済的損失も問題になっている[2)]．一方，花粉症はアレルギー性結膜炎，アレルギー性鼻炎，花粉皮膚炎等，その症状は多臓器にわたる．また，アレルギーマーチのように小児期～成人期まで対応する診療科が変遷する[5)]．そのため複数の診療科における横断的・縦断的な診療科連携が必要である．

* Takenori INOMATA, 〒113-8431　東京都文京区本郷 3-1-3　順天堂大学医学部眼科学教室，准教授／同大学院医学部デジタル医療講座／同大学院病院管理学／同大学院 AI Incubation Farm，副センター長／一般社団法人 IoMT 学会，代表理事

　花粉症の原因は，花粉や大気汚染物質等の環境要因，食事・コンタクトレンズ(CL)装用・喫煙・運動等の生活習慣，年齢・性別・遺伝等の疫学的要因等が複合的に関連する[6)～10)]．そのため，花粉症の病態の理解と診療の質の向上には，個々人の日常生活圏における包括的な健康データを収集し，個々人にとって最適化された花粉症対策を立案する必要がある[11)]．しかし，花粉症診療は複数の診療科にまたがるため，花粉症に関連するデータの標準化や包括化は十分に進んでおらず，臓器横断的な病態理解は進んでいなかった．そのため，花粉症における鼻症状と眼症状の発現の多様性は未だ解明されていない．

　昨今のテクノロジーの進展により，日常生活における健康データは，ウェアラブルデバイスや Internet of Things 機器といったモバイルヘルスの普及により蓄積されつつある[11)～13)]．我々は花粉症研究用スマートフォンアプリケーション(スマ

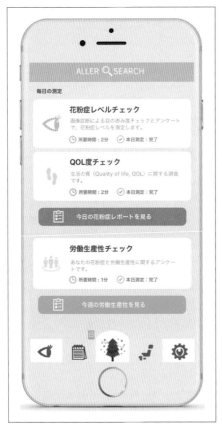

図 1. 花粉症研究用スマホアプリ
「アレルサーチ®」

ホアプリ)「アレルサーチ®」を用いて，包括的な花粉症関連健康ビッグデータの収集に成功し，花粉症の多様な症状の層別化方法の開発や花粉症の重症化因子の解明を行ってきた[11)14)15)]．これらの研究から花粉症の症状の多様性や不均一性が明らかになった．しかし，花粉症の効率的な予防や治療による診療の質の向上のためには，鼻症状や眼症状等，多臓器にわたる個々人における多様な症状の発現を理解する必要がある．

　そこで，本稿では花粉症研究用スマホアプリ「アレルサーチ®」で収集した花粉症関連ビッグデータを用いて，花粉症患者における鼻症状と眼症状の発現の多様性と，鼻症状と眼症状の合併に関連する因子を解析したので紹介する．

モバイルヘルスアプリによる患者の
主観的症状の収集

　モバイルヘルスとは高機能化するスマートフォンやタブレット等の携帯端末を利用して行う医療

行為や診療サポート行為を指す[12)]．モバイルヘルスは，個々人の自己管理や意識変容に有用なツールとしてだけでなく，個々人の生活圏から得たライフスタイル情報の収集や治療アプリ等へと応用されている．モバイルヘルスのなかでも多機能性と柔軟性を持つスマートフォンは，健康ビッグデータの収集方法の1つとして，ますます臨床・研究に用いられようとしている[11)13)16)~20)]．特に，近年の臨床試験においては，医療従事者による評価だけでなく，患者の主観の評価である患者による報告に基づくアウトカム(patient reported outcome：PRO)の重要性が認識されるようになった[21)]．PROは患者の問診や質問紙票の記入等により，疾患の症状や治療満足度等に対して患者の主観的評価を収集することで治療における1つの指標とする．このPROを用いることで，検査所見等といった医療者からの一方的な評価だけではなく，医療者と患者の双方から疾患に対する評価が可能となる．モバイルヘルスは個々人の生活習慣の情報収集に有用なツールであるとともに，モバイルヘルスによる自覚症状の収集はePROとして注目を集めている[20)]．さらに，モバイルヘルスの利点として，患者・市民の日常生活圏から頻回・継続・遠隔・リアルタイムの症状をモニタリングすることが可能である．

モバイルヘルスアプリを用いた
クラウド型横断研究

1．花粉症研究用スマホアプリ
「アレルサーチ®」

　花粉症研究用スマホアプリ「アレルサーチ®」(図1)は花粉症に関連する個々人の多様な症状や包括的な生活習慣を継続収集することを目的として，2018年2月にiOS版，2020年8月にアンドロイド版が順天堂大学よりリリースされた[14)15)22)]．花粉症研究用スマホアプリ「アレルサーチ®」では，研究参加者の情報，花粉症の自覚症状，花粉飛散量・天気等の環境因子，生活環境，生活習慣，花粉症に対する予防行動，QoL質問紙票，結膜画像

ならびにスマホアプリから収集可能な歩数・位置情報等を収集することが可能である．これにより，個々人の日常生活圏と密接に関連した花粉症関連健康ビッグデータの継続収集が可能となる．さらに，本研究は国立研究開発法人日本医療研究開発機構（AMED）の研究開発委託を受託し，患者・市民参画を取り入れた双方向性の研究を開始している．参加者数，個別の花粉症の自覚症状，都市別の花粉症の症状の平均，花粉症予防行動等のアレルサーチ®によって収集したデータの一部はウェブ上で閲覧可能である[23]．

2．研究対象者

本研究の研究参加者はApple App Storeから花粉症研究用iPhoneアプリ「アレルサーチ®」（図1）をダウンロードし，電子署名で同意を取得した日本人を対象とした．本研究は2018年2月1日〜2020年5月1日の間に花粉症研究用iPhoneアプリ「アレルサーチ®」で収集したデータを用いて実施された．重複した研究参加者のデータ，不完全な回答が入力されたデータは除外された．なお，本研究では，花粉症ありと回答した研究参加者を対象とした．

研究参加者は，アレルサーチ®をApple App Storeからダウンロード後，研究参加の同意をスマホアプリ上で入力し，参加者基本情報，花粉症の症状[24][25]，位置情報，歩数，環境情報等の情報が取得される．

本研究は順天堂大学倫理委員会（承認番号20-060）の承認ならびにヘルシンキ宣言に基づき実施された．

3．花粉症の症状の評価方法

花粉症の有無ついては，「花粉症はありますか？」の質問に対し，「あり」，「なし」，「わからない」で回答した．花粉症の症状の評価は鼻症状スコア（nasal symptom score：NSS），非鼻症状スコア（non-nasal symptom score：NNSS）を用いて評価した[26]．NSSは鼻水，鼻閉，鼻のかゆみ，くしゃみ，日常生活への影響の5項目を，NNSSは，眼のかゆみ，流涙（涙目），眼の赤み（充血），耳や

口のかゆみの4項目を，まったくない，軽度，中等度，重度の4段階(0-3点)で回答した．合計症状スコアはNSSとNNSSの合計点の和から算出された．

4．花粉症患者の分類方法

花粉症ありと回答した研究参加者のうち，NSSの鼻水，鼻閉，鼻のかゆみ，くしゃみのどれかのスコアが1以上でアレルギー性鼻炎あり，NSSの眼のかゆみ，流涙（涙目），眼の赤み（充血）のどれかのスコアが1以上でアレルギー性結膜炎ありとした．NSS，NNSSのどれかのスコアがともに1以上の場合はアレルギー性鼻炎とアレルギー性結膜炎の併存あり，ともにスコアが1未満の場合は未発症とした．

5．階層型クラスタリング

階層型クラスタリングを用いて花粉症の多様な鼻症状と非鼻症状を視覚化した．X軸はNSS，NNSS，Y軸は分類された各群を表す．

6．多変量ロジスティック解析

花粉症患者におけるアレルギー性鼻炎とアレルギー性結膜炎の併発あり群を目的変数として，関連する因子を多変量ロジスティック解析により検出した．本研究に用いられた説明変数の詳細は既報に述べられている[15]．

7．統計解析

花粉症の症状はアレルギー性鼻炎群，アレルギー性結膜炎群，アレルギー性鼻炎とアレルギー性結膜炎併発群，未発症群で比較された．連続変数の比較はMann-Whitney U testsを用いた．3群間の比較は一元配置分散分析を用いた．

連続変数は中央値（四分位範囲）を算出した．解析における有意水準は5%未満とし，統計解析にはSTATA，version 16.1(Stata Corp, College Station, TX, USA)を用いた．

**花粉症の鼻症状と眼症状の多様性と，
併存に関連する因子の解明**

これまでの研究では，花粉症に対する診療科横断的なデータの収集は難しく，花粉症における鼻

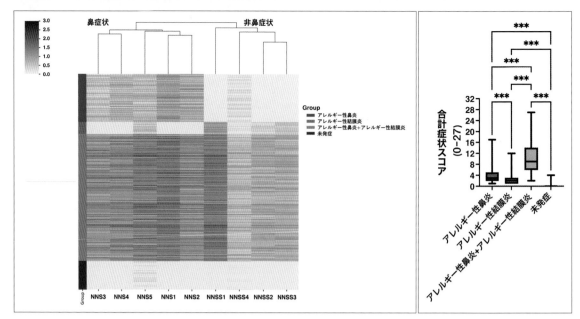

図 2. 花粉症における鼻症状と眼症状の多様な症状
a：階層型クラスタリングによる花粉症患者の多様な鼻症状と眼症状の視覚化
b：花粉症患者における総鼻眼症状スコアの比較
***$P<0.001$，一元配置分散分析

a | b

症状と眼症状の統合的な解析は不十分であった．
そこで，本研究では，花粉症研究用スマホアプリ
「アレルサーチ®」で収集した花粉症健康関連ビッ
グデータを用いて，花粉症における鼻症状と眼症
状の特徴や，鼻症状と眼症状の合併に関連する因
子を臓器横断的に解析した．本研究から，花粉症
における多様な鼻症状と眼症状の発現が明らかに
なった．また，花粉症において鼻症状と眼症状を
併発する人の特徴として，若年齢，女性，肝疾患，
ドライアイ，花粉症シーズンの CL 装用の中断が
明らかになった．モバイルヘルスアプリによる患
者・市民に日常生活圏における診療科横断的な
データの収集から，花粉症の多様な症状に対する
行動変容による予防や効率的な治療介入ができる
可能性がある．

1．花粉症の鼻症状と眼症状の多様性

花粉症は多臓器にわたり多様な症状を持つ[20]．
この多様性を克服するためには，個々人の多様な
花粉症の症状パターンを収集し，層別化のための
診療科横断的なコホートが必要となる[11)14]．モバ
イルヘルスアプリを使ったクラウド型大規模臨床
研究による花粉症コホートは，診療科横断的な

データや縦断的なデータの収集に適している．本
研究において，花粉症と関連する包括的な生物学
的データセットの作成に成功した．さらに，NSS,
NNSS といった疾患特異的な質問紙票をアプリに
実装することで，鼻症状と眼症状に関する ePRO
を収集した．モバイルヘルスアプリによる新たな
データ収集方法は，診療科横断的な包括的ビッグ
データの収集を可能とし，疾患の多様性と不均一
性に対する層別化によるデジタルフェノタイピン
グの実現を可能とする[20]．

本研究から花粉症におけるアレルギー性鼻炎と
アレルギー性結膜炎の多様な発現パターンが明ら
かになった（図2-a）．本研究で対象となった9,041
名の花粉症患者のうち58.8％がアレルギー性鼻
炎とアレルギー性結膜炎の併発を認めた（表1）．
アレルギー性鼻炎とアレルギー性結膜炎の併発に
おいて有意に合計症状スコアが増加している
（表1，図2-b）ことから，花粉症の重症例におい
ては，アレルギー性鼻炎かアレルギー性結膜炎の
単独症状ではなく，併発例が多い可能性がある．
特に小児では，アレルギーマーチのようにアレル
ギー疾患を次々に発症し，アレルギー症状の重症

表 1. 花粉症患者における鼻症状スコアと非鼻症状スコア

質問項目，中央値(四分位範囲)	アレルギー性鼻炎群	アレルギー性結膜炎群	アレルギー性鼻炎＋アレルギー性結膜炎群	未発症群	P-value	花粉症あり
	n=2,010	n=519	n=5,315	n=1,197		n=9,041
鼻症状スコア，0-3						
1．鼻水	1(0-1)	0(0-0)	1(1-2)	0(0-0)	<.001	1(0-2)
2．鼻閉	1(0-1)	0(0-0)	1(0-2)	0(0-0)	<.001	1(0-1)
3．鼻のかゆみ	0(0-1)	0(0-0)	1(0-2)	0(0-0)	<.001	1(0-1)
4．くしゃみ	1(0-1)	0(0-0)	1(1-2)	0(0-0)	<.001	1(0-1)
5．日常生活への影響	0(0-1)	0(0-1)	1(1-2)	0(0-0)	<.001	1(0-2)
総鼻症状スコア，0-15	3(2-5)	0(0-1)	6(3-9)	0(0-0)	<.001	4(1-7)
非鼻症状スコア，0-3						
1．眼のかゆみ	0(0-0)	1(1-1)	1(1-2)	0(0-0)	<.001	1(0-2)
2．流涙	0(0-0)	0(0-1)	1(0-1)	0(0-0)	<.001	0(0-1)
3．眼の赤み	0(0-0)	0(0-1)	1(0-1)	0(0-0)	<.001	0(0-1)
4．耳や口のかゆみ	0(0-0)	0(0-0)	0(0-1)	0(0-0)	<.001	0(0-1)
総非鼻症状スコア，0-12	0(0-0)	2(1-3)	3(2-5)	0(0-0)	<.001	2(0-4)
合計症状スコア，0-27	3(2-5)	2(1-3)	9(6-14)	0(0-0)	<.001	6(2-11)

化を起こすため，さまざまなライフステージにおける診療科横断的なアレルギー診療が重要である[5]．一方，アレルギー性鼻炎やアレルギー性結膜炎のどちらかのみを発症している場合は軽症例に留まっている可能性があり，もう一方の症状を予防することが花粉症の重症化の抑制に繋がる可能性がある．

2．花粉症におけるアレルギー性鼻炎とアレルギー性結膜炎併発のリスク因子

花粉症におけるアレルギー性鼻炎とアレルギー性結膜炎の併発に関連する因子として，若年齢，女性，肝疾患，ドライアイ，花粉症のシーズン中のCLの中止が明らかになった(図3)．若年齢発症の花粉症は重症化が示唆されており[15]，アレルギー性鼻炎とアレルギー性結膜炎を併発している可能性がある．肝疾患については，アルコール摂取はIgEを上昇させ，I型アレルギーを引き起こすことが明らかになっている[27][28]．そのため，アルコール性肝障害を含む肝疾患とアレルギー性鼻炎とアレルギー性結膜炎の併発に関連がみられた可能性がある．また，ドライアイと花粉症は合併が多く[29]，多くのオーバーラップした関連する因子を有する[15][30]．ドライアイは，眼表面のクリア

ランスの低下や炎症の惹起によりアレルギー性結膜炎を悪化させる[31]~[36]．そのため，ドライアイを持つ人はアレルギー反応を亢進させた可能性がある．花粉症シーズン中のCLの中止については，花粉症の重症群においてはCLの花粉症シーズン中の装用継続不能によるCL装用中止が考えられる．しかしながら，花粉症時期以外のCLの装用は，CL関連のアレルギー性結膜炎を惹起していることがあり，その結果，花粉症の重症化を引き起こしている可能性がある．これらの関連した因子を持つ花粉症患者は花粉症の重症化に注意が必要である．

モバイルヘルスを用いたクラウド型臨床研究の限界

モバイルヘルスを用いたクラウド型臨床研究の限界は既報においても述べられている[13]~[18][20][37]．まず初めに，年齢，性別，社会経済状況，地域性等の選択バイアスが生じる可能性がある．さらに，モバイルヘルスを用いた研究はオプトイン型の研究のため，花粉症に興味を持つ人が研究参加者となりやすい可能性がある．次に，モバイルヘルスを用いた研究では，スマホアプリ等を用いた

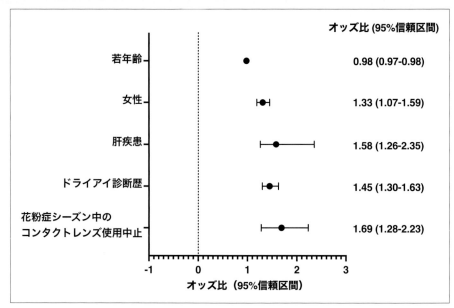

図 3. 花粉症患者におけるアレルギー性鼻炎とアレルギー性結膜炎の
併発に関連する特徴

質問形式を多く含むため，研究参加者の意識的・
無意識的な心理によって生じる記憶想起（思い出
し）の正確さの差異によって生じる想起バイアス
を生じる可能性がある．また，モバイルヘルスア
プリを用いた研究では，花粉症の診断を研究参加
者の回答からしているため，偽陽性や偽陰性が生
じる可能性がある．しかしながら，これまでの研
究から，紙の質問紙票とスマホアプリによる質問
紙票の間の信頼性や妥当性は検証されてい
る[13)38)]．最後に，本研究は横断観察研究であるた
め，花粉症におけるアレルギー性鼻炎とアレル
ギー性結膜炎の併発における関連因子の因果関係
は不明である．

おわりに

　花粉症研究用スマホアプリ「アレルサーチ®」で
収集した花粉症関連健康ビッグデータの解析によ
り，これまで収集することが難しかった花粉症患
者のアレルギー性鼻炎とアレルギー性結膜炎の多
様な症状を臓器横断的包括的に解析し，アレル
ギー性鼻炎とアレルギー性結膜炎の患者の多様な
特徴とその関連因子を明らかにした．モバイルヘ
ルスを花粉症の鼻症状や眼症状等，個々人におけ
る多様な症状の発現に応じた介入は花粉症の診療

の質の向上に有効な可能性がある．

文 献

1) Asher MI, Montefort S, Björkstén B, et al：
Worldwide time trends in the prevalence of
symptoms of asthma, allergic rhinoconjunctivi-
tis, and eczema in childhood：ISAAC Phases
One and Three repeat multicountry cross-sec-
tional surveys. Lancet, 368(9537)：733-743, 2006.

2) Yamada T, Saito H, Fujieda S：Present state of
Japanese cedar pollinosis：the national afflic-
tion. J Allergy Clin Immunol, 133(3)：632-639.e635,
2014.

3) García-Almaraz R, Reyes-Noriega N, Del-Río-
Navarro BE, et al：Prevalence and risk factors
associated with allergic rhinitis in Mexican
school children：Global Asthma Network Phase
I. World Allergy Organ J, 14(1)：100492, 2021.

4) Meltzer EO, Bukstein DA：The economic impact
of allergic rhinitis and current guidelines for
treatment. Ann Allergy Asthma Immunol, 106(2
Suppl)：S12-16, 2011.

5) Meltzer EO, Blaiss MS, Derebery MJ, et al：
Burden of allergic rhinitis：results from the
Pediatric Allergies in America survey. J Allergy
Clin Immunol, 124(3 Suppl)：S43-70, 2009.

6) von Mutius E：The environmental predictors of

allergic disease. J Allergy Clin Immunol, **105**
(1)：9-19, 2000.

7) Rosenkranz RR, Rosenkranz SK, Neessen KJ：
Dietary factors associated with lifetime asthma
or hayfever diagnosis in Australian middle-aged
and older adults：a cross-sectional study. Nutr J,
11：84, 2012.

8) Upperman CR, Parker JD, Akinbami LJ, et al：
Exposure to Extreme Heat Events Is Associ-
ated with Increased Hay Fever Prevalence
among Nationally Representative Sample of US
Adults： 1997-2013. J Allergy Clin Immunol
Pract, **5**(2)：435-441.e432, 2017.

9) Ferreira MA, Matheson MC, Tang CS, et al：
Genome-wide association analysis identifies 11
risk variants associated with the asthma with
hay fever phenotype. J Allergy Clin Immunol,
133(6)：1564-1571, 2014.

10) Chong SN, Chew FT：Epidemiology of allergic
rhinitis and associated risk factors in Asia.
World Allergy Organ J, **11**(1)：17, 2018.

11) Inomata T, Sung J, Nakamura M, et al：New
medical big data for P4 medicine on allergic con-
junctivitis. Allergol Int, **69**(4)：510-518, 2020.
Summary アレルギー性結膜疾患における新し
いビッグデータを用いた予防・予測・個別化・参
加型医療(P4 医療)について概説している.

12) World Health Organization： mHealth： New
horizons for health through mobile technolo-
gies：second global survey on eHealth 2011
［Available from：https://www.who.int/goe/
publications/goe_mhealth_web.pdf］

13) Inomata T, Nakamura M, Iwagami M, et al：Risk
Factors for Severe Dry Eye Disease：Crowd-
sourced Research Using DryEyeRhythm. Oph-
thalmology, **126**(5)：766-768, 2019.

14) Inomata T, Nakamura M, Iwagami M, et al：
Symptom-based stratification for hay fever：A
crowdsourced study using the smartphone
application AllerSearch. Allergy, **76**(12)：3820-
3824, 2021.
Summary 花粉症研究用スマホアプリで収集し
た花粉症関連健康ビッグデータを用いて, 花粉症
の多様な症状の層別化手法を開発した.

15) Inomata T, Nakamura M, Iwagami M, et al：
Individual characteristics and associated factors
of hay fever： A large-scale mHealth study

using AllerSearch. Allergol Int, **71**(3)：325-334,
2022.
Summary 花粉症研究用スマホアプリで収集し
た花粉症関連健康ビッグデータを用いて, 花粉症
の発症や重症化と関連する因子を解明した.

16) Inomata T, Iwagami M, Nakamura M, et al：
Characteristics and Risk Factors Associated
With Diagnosed and Undiagnosed Symptomatic
Dry Eye Using a Smartphone Application.
JAMA Ophthalmol, **138**(1)：58-68, 2020.

17) Inomata T, Iwagami M, Nakamura M, et al：
Association between dry eye and depressive
symptoms：Large-scale crowdsourced research
using the DryEyeRhythm iPhone application.
Ocul Surf, **18**(2)：312-319, 2020.

18) Inomata T, Nakamura M, Iwagami M, et al：
Stratification of Individual Symptoms of Contact
Lens-Associated Dry Eye Using the iPhone
App DryEyeRhythm： Crowdsourced Cross-
Sectional Study. J Med Internet Res, **22**(6)：
e18996, 2020.

19) Inomata T, Sung J, Nakamura M, et al：Using
Medical Big Data to Develop Personalized Medi-
cine for Dry Eye Disease. Cornea, **39** Suppl 1：
S39-S46, 2020.

20) Inomata T, Nakamura M, Sung J, et al：Smart-
phone-based digital phenotyping for dry eye
toward P4 medicine： a crowdsourced cross-
sectional study. NPJ Digit Med, **4**(1)：171, 2021.

21) Black N：Patient reported outcome measures
could help transform healthcare. BMJ, **346**：f167,
2013.

22) 藤尾健太, 猪俣武範, 中村正裕ほか：患者・市民
参画を取り入れた花粉症用スマートフォンアプ
リケーション“アレルサーチ”による双方向性研
究実現に向けた研究. 臨眼, **75**(10)：1328-1337,
2021.

23) Inomata T：AllerSearch for Pollinosis：Crowd-
sourced Research using Smaprtphone applica-
tion：Juntendo University；2018
［Available from：http://allergy-search.com］

24) Ellis AK, Soliman M, Steacy L, et al：The Aller-
gic Rhinitis-Clinical Investigator Collaborative
（AR-CIC）：nasal allergen challenge protocol
optimization for studying AR pathophysiology
and evaluating novel therapies. Allergy Asthma
Clin Immunol, **11**(1)：16, 2015.

25) Lenon GB, Li CG, Da Costa C, et al : Lack of effi-cacy of a herbal preparation(RCM-102)for sea-sonal allergic rhinitis : a double blind, ran-domised, placebo-controlled trial. Asia Pac Allergy, **2**(3) : 187-194, 2012.

26) Kirtsreesakul V, Somjareonwattana P, Ruttana-phol S : The correlation between nasal symptom and mucociliary clearance in allergic rhinitis. Laryngoscope, **119**(8) : 1458-1462, 2009.

27) Mujagić H, Prnjavorac B, Mujagic Z, et al : Alco-hol in alcoholic liver disease is a causative factor for development of allergic skin manifestations. Med Arh, **57**(5-6) : 273-278, 2003.

28) Gonzalez-Quintela A, Vidal C, Gude F : Alcohol, IgE and allergy. Addict Biol, **9**(3-4) : 195-204, 2004.

29) Hom MM, Nguyen AL, Bielory L : Allergic con-junctivitis and dry eye syndrome. Ann Allergy Asthma Immunol, **108**(3) : 163-166, 2012.

30) Kumar N, Feuer W, Lanza NL, et al : Seasonal Variation in Dry Eye. Ophthalmology, **122**(8) : 1727-1729, 2015.

31) Leonardi A, Modugno RL, Salami E : Allergy and Dry Eye Disease. Ocul Immunol Inflamm, **29**(6) : 1168-1176, 2021.

32) Ayaki M, Kawashima M, Uchino M, et al : Pos-sible association between subtypes of dry eye disease and seasonal variation. Clin Ophthalmol,
11 : 1769-1775, 2017.

33) Onguchi T, Dogru M, Okada N, et al : The impact of the onset time of atopic keratocon-junctivitis on the tear function and ocular sur-face findings. Am J Ophthalmol, **141**(3) : 569-571, 2006.

34) Dogru M, Asano-Kato N, Tanaka M, et al : Ocu-lar surface and MUC5AC alterations in atopic patients with corneal shield ulcers. Curr Eye Res, **30**(10) : 897-908, 2005.

35) Toda I, Shimazaki J, Tsubota K : Dry eye with only decreased tear break-up time is sometimes associated with allergic conjunctivitis. Ophthal-mology, **102**(2) : 302-309, 1995.

36) Hu Y, Matsumoto Y, Dogru M, et al : The differ-ences of tear function and ocular surface find-ings in patients with atopic keratoconjunctivitis and vernal keratoconjunctivitis. Allergy, **62**(8) : 917-925, 2007.

37) Eguchi A, Inomata T, Nakamura M, et al : Het-erogeneity of eye drop use among symptomatic dry eye individuals in Japan : large-scale crowd-sourced research using DryEyeRhythm applica-tion. Jpn J Ophthalmol, **65**(2) : 271-281, 2021.

38) Okumura Y, Inomata T, Midorikawa-Inomata A, et al : DryEyeRhythm : A reliable and valid smartphone application for the diagnosis assis-tance of dry eye. Ocul Surf, **25** : 19-25, 2022.

Monthly Book

OCULISTA
オクリスタ

2021.3月増大号

No. 96

眼科診療
ガイドラインの
活用法

編集企画 白根雅子 しらね眼科院長
2021年3月発行　B5判　156頁
定価5,500円(本体5,000円＋税)

活用法のほかにも,
簡単な概要や**制作時の背景**,
現状の問題点なども含めて
解説された眼科医必携の
増大号です！

目次

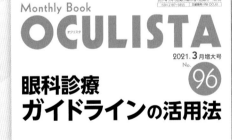

Monthly Book

OCULISTA

2021.3月増大号
No. 96

眼科診療
ガイドラインの活用法

編集企画
しらね眼科院長
白根雅子

全日本病院出版会

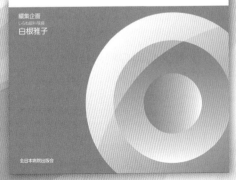

全日本病院出版会
www.zenniti.com

〒113-0033 東京都文京区本郷 3-16-4　Tel:03-5689-5989
Fax:03-5689-8030

FAX による注文・住所変更届け

改定：2015 年 1 月

毎度ご購読いただきましてありがとうございます．

読者の皆様方に小社の本をより確実にお届けさせていただくために，FAX でのご注文・住所変更届けを受けつけております．この機会に是非ご利用ください．

◇ご利用方法

FAX 専用注文書・住所変更届けは，そのまま切り離して FAX 用紙としてご利用ください．また，注文の場合手続き終了後，ご購入商品と郵便振替用紙を同封してお送りいたします．**代金が 5,000 円をこえる場合，代金引換便とさせて頂きます．**その他，申し込み・変更届けの方法は電話，郵便はがきも同様です．

◇代金引換について

本の代金が 5,000 円をこえる場合，代金引換とさせて頂きます．配達員が商品をお届けした際に，現金またはクレジットカード・デビットカードにて代金を配達員にお支払い下さい(本の代金＋消費税＋送料)．（※年間定期購読と同時に 5,000 円をこえるご注文を頂いた場合は代金引換とはなりません．郵便振替用紙を同封して発送いたします．代金後払いという形になります．送料は定期購読を含むご注文の場合は頂きません）

◇年間定期購読のお申し込みについて

年間定期購読は，1 年分を前金で頂いておりますため，代金引換とはなりません．郵便振替用紙を本と同封または別送いたします．送料無料，また何月号からでもお申込み頂けます．

毎年末，次年度定期購読のご案内をお送りいたしますので，定期購読更新のお手間が非常に少なく済みます．

◇住所変更届けについて

年間購読をお申し込みされております方は，その期間中お届け先が変更します際，必ずご連絡下さいますようよろしくお願い致します．

◇取消，変更について

取消，変更につきましては，お早めに FAX，お電話でお知らせ下さい．

返品は，原則として受けつけておりませんが，返品の場合の郵送料はお客様負担とさせていただきます．その際は必ず小社へご連絡ください．

◇ご送本について

ご送本につきましては，ご注文がありましてから約 1 週間前後とみていただきたいと思います．お急ぎの方は，ご注文の際にその旨をご記入ください．至急送らせていただきます．2〜3 日でお手元に届くように手配いたします．

◇個人情報の利用目的

お客様から収集させていただいた個人情報，ご注文情報は本サービスを提供する目的(本の発送，ご注文内容の確認，問い合わせに対しての回答等)以外には利用することはございません．

その他，ご不明な点は小社までご連絡ください．

株式会社 全日本病院出版会　〒113-0033 東京都文京区本郷 3-16-4-7 F
電話 03(5689)5989　FAX03(5689)8030　郵便振替口座 00160-9-58753

FAX 専用注文書

年　　月　　日

○印	MB　OCULISTA 5周年記念書籍	定価(税込)	冊数
	すぐに役立つ眼科日常診療のポイント—私はこうしている—	10,450 円	

(本書籍は定期購読には含まれておりません)

○印	MB　OCULISTA	定価(税込)	冊数
	2023 年定期購読(No. 118〜129：計 12 冊)(予約)(送料弊社負担)	41,800 円	
	2022 年 ___ 月〜12 月定期購読(No. ___ 〜117：計 ___ 冊)(送料弊社負担)		
	2021 年バックナンバーセット(No. 94〜105：計 12 冊)(送料弊社負担)	41,800 円	
	No. 115　知っておきたい！眼科の保険診療	3,300 円	
	No. 114　知らないでは済まされない眼病理	3,300 円	
	No. 113　ステップアップ！黄斑疾患診療	3,300 円	
	No. 112　年代別・目的別 眼鏡・コンタクトレンズ処方—私はこうしている—	3,300 円	
	No. 111　基本から学ぶ！ぶどう膜炎診療のポイント	3,300 円	
	No. 110　どう診る？ 視野異常	3,300 円	
	No. 109　放っておけない眼瞼けいれん—診断と治療のコツ—	3,300 円	
	No. 108　「超」入門 眼瞼手術アトラス—術前診察から術後管理まで— 増大号	5,500 円	
	No. 107　眼科医のための薬理学のイロハ	3,300 円	
	No. 96　眼科診療ガイドラインの活用法 増大号	5,500 円	
	No. 84　眼科鑑別診断の勘どころ 増大号	5,500 円	
	その他号数 (号数と冊数をご記入ください)　No.		

○印	書籍・雑誌名	定価(税込)	冊数
	目もとの上手なエイジング	2,750 円	
	美容外科手術—合併症と対策—	22,000 円	
	ここからスタート！眼形成手術の基本手技	8,250 円	
	超アトラス 眼瞼手術—眼科・形成外科の考えるポイント—	10,780 円	
	PEPARS No. 171 眼瞼の手術アトラス—手術の流れが見える— 増大号	5,720 円	
	PEPARS No. 147 美容医療の安全管理とトラブルシューティング 増大号	5,720 円	

お名前	フリガナ　　　　　　　　　　　　　　　　　　　　㊞	診療科
ご送付先	〒　　　－　　　　　　　　　　　　　　　□自宅　　□お勤め先	
電話番号		□自宅　　□お勤め先

雑誌・書籍の申し込み合計
5,000 円以上のご注文
は代金引換発送になります

—お問い合わせ先—
㈱全日本病院出版会営業部
電話 03(5689)5989

FAX 03(5689)8030

全日本病院出版会行

FAX 03-5689-8030

年　　月　　日

住 所 変 更 届 け

お 名 前	フリガナ	
お客様番号		毎回お送りしています封筒のお名前の右上に印字されております8ケタの番号をご記入下さい。
新お届け先	〒　　　　　　　都 道 　　　　　　　　府 県	
新電話番号	（　　　　　　　）	
変更日付	年　　月　　日より	月号より
旧お届け先	〒	

※ 年間購読を注文されております雑誌・書籍名に✓を付けて下さい。

☐ Monthly Book Orthopaedics （月刊誌）

☐ Monthly Book Derma. （月刊誌）

☐ 整形外科最小侵襲手術ジャーナル （季刊誌）

☐ Monthly Book Medical Rehabilitation （月刊誌）

☐ Monthly Book ENTONI （月刊誌）

☐ PEPARS （月刊誌）

☐ Monthly Book OCULISTA （月刊誌）

FAX 03-5689-8030

全日本病院出版会行

Monthly Book OCULISTA バックナンバー一覧

2022.10. 現在

通常号 3,300 円(本体 3,000 円＋税)　　　増大号 5,500 円(本体 5,000 円＋税)

各目次等の詳しい内容はホームページ(www.zenniti.com)をご覧ください.

======= 次号予告（12 月号）　掲載広告一覧 =======

克誠堂出版　　　　　　　　　　25

眼と全身疾患
―眼科医からのメッセージ―

編集企画／関西医科大学病院教授　　山田　晴彦

編集主幹：村上　晶　順天堂大学教授	No. 116　編集企画：
高橋　浩　日本医科大学教授	海老原伸行　順天堂大学医学部附属
堀　裕一　東邦大学教授	浦安病院教授

Monthly Book OCULISTA　No. 116

2022 年 11 月 15 日発行（毎月 15 日発行）
　　定価は表紙に表示してあります.
　　　　　　　　Printed in Japan

発行者　　末　定　広　光
発行所　　株式会社　**全日本病院出版会**
〒 113-0033　東京都文京区本郷 3 丁目 16 番 4 号 7 階
　　　　電話　（03）5689-5989　Fax　（03）5689-8030
　　　　郵便振替口座　00160-9-58753
印刷・製本　三報社印刷株式会社　　電話　（03）3637-0005
広告取扱店　㈱メディカルブレーン　電話　（03）3814-5980

© ZEN・NIHONBYOIN・SHUPPANKAI, 2022